Carl-Auer

Ach wie gut, dass ich es weiß

Jakob Robert Schneider / Brigitte Gross

Märchen und andere Geschichten
in der systemisch-phänomenologischen Therapie

Fünfte Auflage, 2017

Umschlaggestaltung: Uwe Göbel
Satz: Melanie Löw
Umschlagfoto: © Michael Goncalves, www.fotolia.de
Printed in Germany
Druck und Bindung: CPI books GmbH, Leck

MIX
Papier aus verantwortungsvollen Quellen
FSC® C083411
CPI klimaneutral
Mehr Bäume. Weniger CO_2

Fünfte Auflage, 2017
ISBN 978-3-89670-757-4

Bibliografische Information der Deutschen Nationalbibliothek:
Die Deutsche Nationalbibliothek verzeichnet diese Publikation in der Deutschen Nationalbibliografie; detaillierte bibliografische Daten sind im Internet über http://dnb.d-nb.de abrufbar.

Informationen zu unserem gesamten Programm, unseren Autoren und zum Verlag finden Sie unter: **www.carl-auer.de**.

Wenn Sie Interesse an unseren monatlichen Nachrichten aus der Vangerowstraße haben, abonnieren Sie den Newsletter unter http://www.carl-auer.de/newsletter.

Carl-Auer Verlag GmbH
Vangerowstraße 14
69115 Heidelberg
Tel. +49 6221 6438-0
Fax +49 6221 6438-22
info@carl-auer.de

Inhalt

Danksagung ... 8

Einführung ... 9

Kapitel I

DIE ARBEIT MIT LITERARISCHEN GESCHICHTEN INNERHALB DER SYSTEMISCH UND PHÄNOMENOLGISCH ORIENTIERTEN PSYCHOTHERAPIE ... 15

1) „Dein Gesicht wirkt wie vor Schreck erstarrt" – ein Fallbeispiel ... 15

2) Phänomenologisch-systemische Psychotherapie oder dem Leben dienende Weisheit ... 17

Therapie ... 18
Seele ... 19
System ... 20
Phänomenologie ... 22

3) Die Schicksalsbindungen ... 23

Bindung und Lösung ... 25
Das Sippengewissen ... 26
Die Zugehörigkeit ... 27
Der Ausgleich ... 29
Die Ordnung ... 30
Der verborgene persönliche Lebensplan ... 32

4) Wissen, Einsicht, Liebe und Lösung ... 36

Kapitel II

Die Vorgehensweise ... 43

1) Die erfragten Geschichten ... 43

2) Die persönlich bedeutsamen Geschichten ... 44

3) Das Finden der Geschichten ... 44

4) Die Zahl der erfragten Geschichten ... 45

5) Der Zeitpunkt für die Frage nach den Geschichten ... 48

6) Das Erkennen der „richtigen" Geschichten ... 48

7) Die systemische Bedeutung der Geschichten ... 50

8) Selbstbezug oder Fremdbezug der Geschichten ... 54

9) Die Verbindung der Geschichtenarbeit mit dem Familien-Stellen ... 55

10) Die Geschichten und der geheime Lebensplan ... 61

Der Körperausdruck ... 61
Die „Entmachtung" der Geschichten ... 63
Die Umformulierung der Geschichten auf Lösung hin ... 63

11) Die „Fallen" der Geschichten-Arbeit ... 64

Die Psychologisierung der Geschichten ... 65
Das Sichverlieren in den Einzelheiten und Nebensächlichkeiten der Geschichten ... 65
Der Verlust der Wahrnehmung ... 66
Die Einengung des Familien-Stellens durch den Blick auf die Geschichten ... 67
Der Wunsch, eine Persönlichkeit mit ihrem Lebensschicksal zu begreifen ... 68

Kapitel III

FAMILIENGESCHICHTEN UND IHRE LITERARISCHEN ENTSPRECHUNGEN ... 71

Wenn du mich küsst, werde ich ein Prinz ... 72

Sollte es Aschenputtel sein? ... 78

Ach Fee, du bist ja meine erste Frau! ... 82

Unendliche Liebe ... 86

Zwei Frauen teilen sich einen Mann ... 91

Rapunzel, spring in meinen Arm! ... 94

Wer ist die Schönste im ganzen Land? ... 96

Papa Wolf, du bleibst draußen! ... 101

Männer wollen immer nur das eine ... 105

Die Unerschrockenen ... 111

Kind, lass dich hier nie wieder sehen! ... 116

Nur ich bin groß und blond ... 120

Verlorenes Glück ... 129

Auf einem Baum ein Kuckuck saß ... 133

Schlussbemerkung ... 138

Verzeichnis der erwähnten Märchen und anderen Geschichten ... 139

Über die Autoren ... 141

Danksagung

Für wertvolle Anregungen und die Durchsicht des Manuskripts danken wir: Dr. Otto Brink, Bert Hellinger, Dr. Norbert Linz, Harald Scheubner und Sieglinde Schneider. Unser besonderer Dank gilt Bert Hellinger, von dem wir lernen durften und der uns mit dieser so befriedigenden Arbeit auf den Weg gebracht und begleitet hat. Ihm und unseren Familien möchten wir dieses Buch widmen.

Anmerkung

Die Namen der in den Fallgeschichten erwähnten Personen sind alle geändert. Auch die Fallgeschichten selbst wurden dann etwas umgestaltet, wenn den Autoren die Gefahr des Erkennens bestimmter Personen zu groß erschien. In den wesentlichen Grundzügen bleiben die Fallgeschichten aber authentisch.

Einführung

Wir können unser Leben so betrachten, als wollten wir mit ihm eine Geschichte erzählen, unsere persönliche Geschichte. Als Geschichte kommt unser Leben in einen Zusammenhang. Die vielen Geschehnisse und Erlebnisse werden in der Geschichte durch eine Art roten Faden zusammengehalten und erzählbar. Wesentliches zieht sich durch, Unwesentliches fällt weg. In einer Geschichte finden wir durch unsere Lebenszeit und unsere Lebensräume hindurch eine Identität.

Soweit man zurückdenken kann, haben Menschen versucht, menschliches Leben in all seinen Ausprägungen und Ausformungen in Geschichten zu fassen und zu erzählen. Wie sonst sollte das menschlich Bedeutsame und Wesentliche mitgeteilt werden? Und umgekehrt finden wir uns als Hörer oder Leser oder Zuschauer mit den wesentlichen Vorgängen unseres Lebens in diesen Geschichten wieder. Mehr oder weniger künstlerisch verdichtet stellen sie uns „Bilder" zur Verfügung, in denen sich unser Schicksal widerspiegeln kann mit Geburt und Tod, Werden und Vergehen, Glück und Leid, Freude und Trauer, Erfüllung und Scheitern, Unschuld und Schuld, Armut und Reichtum, Krieg und Frieden… und vor allem Liebe und Hass.

In Geschichten finden die Seelensprache und die Seelenbilder des Lebens ihren Ausdruck. So schnelllebig unsere Zeit auch ist und so rasant die technische und kulturelle Entwicklung auch fortschreitet, in den Geschichten geht es um Belange, die irgendwie zeitlos erscheinen. Führen uns beispielsweise Sciencefictionfilme mit raffiniertesten Techniken eine phantastisch neue Welt vor Augen – in den Geschichten, die sie erzählen, bleiben sie doch auf vertrautem Terrain. *Krieg der Sterne* erzählt eine Familiengeschichte, ein Vater-

Sohn-Drama, eingepackt in eine Vielzahl anderer persönlicher und gesellschaftlicher Vorgänge, in denen wir uns mühelos mit unseren Gefühlen und Vorstellungen zurechtfinden.

Der amerikanische Psychiater Eric Berne hat innerhalb der von ihm entwickelten Transaktionsanalyse den Begriff des Lebensskripts in die Psychologie und Psychotherapie eingeführt. Der Begriff des „Skripts“ kommt aus der Welt der Kunst und bedeutet das „Drehbuch für eine als Theater aufzuführende Geschichte“. Berne hat in seiner Erfahrung als Psychiater entdeckt, dass wir unser Leben innerlich entlang bestimmter Bilder, Sätze und Gefühle ordnen, die uns helfen, uns selbst innerhalb der Vielzahl unserer Lebenserfahrungen als bestimmte Personen mit einer individuellen Lebensgeschichte zu erkennen. Über unser „Lebensskript“ erhält unser Leben Kontinuität, eine unverwechselbare und doch allgemeine Gestalt, eine in Geschichten erzählbare Ausprägung.

Eric Berne hat auch herausgefunden, dass wir unser Leben zwar schon von früher Kindheit an nach einem inneren Drehbuch planen, dass das Lebensskript selbst uns aber unbewusst bleibt. Er hat festgestellt, dass es uns an illusionäre Lebensstrategien bindet, die zwar mit einem hohen Kraftpotential verbunden sind, aber – wenn sie unbewusst bleiben – uns ins Scheitern führen können. Und er hat entdeckt, dass sich unser innerer Lebensplan in den Geschichten, die wir lieben, auffinden und bewusst machen lässt. So begann er, Patienten nach ihren Lieblingsmärchen zu befragen und die Märchen im Zusammenhang mit der persönlichen Lebensgeschichte zu Therapiezwecken zu nutzen.

Eine Schülerin von Eric Berne, Fanita English, hat diese Methode ausgebaut. Sie liess sich von ihren Klienten vier literarische Geschichten nennen, die sie in verschiedenen Lebensaltern besonders beeindruckt haben, im Kleinkindalter (drei bis sieben Jahre), im Großkindalter (acht bis zwölf Jahre), im Jugendalter (zwölf bis achtzehn Jahre) und im Erwachsenenalter.

Sie suchte dann nach dem gemeinsamen roten Faden in den Geschichten und brachte ihn in Verbindung mit der seelischen Not und den charakteristischen Lebensmustern des Klienten.

Bert Hellinger hat diese Methode aufgegriffen und in konzentrierter Form in seine psychotherapeutische Arbeit integriert. Er hat aber sehr schnell den Boden der rein auf die Transaktionen zwischen Eltern und Kind bezogenen Deutung der Geschichten erweitert und danach gefragt, wie sie die Schicksale in der Familie und Sippe widerspiegeln. Die Lebensskript-Analyse wurde systemisch. Bert Hellinger fragte auch bald nur noch nach zwei berührenden Geschichten, einer aus der frühen Kindheit und einer aus dem Erwachsenenleben. Mit der wachsenden Bedeutung des Familien-Stellens reduzierte er seinen Blick auf eine einzige Geschichte. Inzwischen hat seine Arbeit mit dem Familien-Stellen die Arbeit mit den Geschichten völlig ersetzt. In den Aufstellungen kommen die Schicksalsbindungen in kurzer Zeit und unmittelbar erfahrbar ans Licht. Und über die lösenden Familienbilder und „Worte der Kraft" kann sich die heilsame Einsicht beeindruckend eröffnen.

Warum stellen wir, die Verfasser, nun die Arbeit mit den „Skriptgeschichten" vor? Wir beide haben von Bert Hellinger gelernt, arbeiten mit Familienaufstellungen und beziehen mit unterschiedlicher Gewichtung die Frage nach den Geschichten mit ein, sowohl in Selbsterfahrungskursen als auch in Einzel- und Paargesprächen. Ist die Arbeit mit den Geschichten nicht durch das Familien-Stellen überholt?

Unsere Antwort ist ja und nein. Es steht für uns außer Zweifel, dass die Methode des Familien-Stellens äußerst konzentriert direkt das „Herz" der Familienbindungen berührt und dabei viele Aspekte der „Ordnungen der Liebe" in den Blick bringt. Hier bleibt die Skriptanalyse, auch wenn sie systemisch orientiert ist, in ihren Möglichkeiten weit zurück.

Aber auch in Familienaufstellungen bleibt manchmal Wesentliches verborgen, blockiert der Mangel an Informationen die Aufdeckung der Schicksalsbindung oder zeigt sich den Stellvertretern und dem Therapeuten die Richtung nicht klar, die zur Lösung führt. So haben wir – in der Selbsterfahrung bei Bert Hellinger beeindruckt von der aufdeckenden Wirkung der Skriptgeschichten – in unserer Praxis immer wieder zu der Frage nach den Geschichten als zusätzlicher Methode gegriffen. Und so verstehen wir die Geschichten-Arbeit auch als Ergänzung zum Familien-Stellen, als zusätzlichen Suchhinweis und Aha-Effekt beim Ans-Licht-Bringen der Schicksalsbindung.

Vielleicht spricht diese ergänzende phänomenologische und systemische Methode auch andere Psychotherapeuten an und hilft ihnen in ihrem therapeutischen Bemühen. Jedenfalls wurden wir immer wieder darauf angesprochen, wo man etwas über die systemische Bedeutung von Märchen und anderen Geschichten nachlesen kann und wie man den therapeutischen Umgang damit lernen kann. Dieses Nachfragen hat viel dazu beigetragen, dass dieses Buch entstanden ist.

Wir werden zunächst etwas sagen zum Stellenwert der Geschichten-Arbeit in der phänomenologischen und systemischen Psychotherapie. Im zweiten Kapitel stellen wir die methodischen Prozesse der Geschichtenarbeit vor. Im dritten Kapitel erzählen wir zu einzelnen Märchen kurze Geschichten und Fallbeispiele, ergänzt mit einigen Hinweisen, zum Beispiel zu Paarkonflikten.

Die systemischen Bedeutungen haben wir teilweise von Bert Hellinger übernommen, teilweise haben sie sich aus unserer eigenen Arbeit ergeben. Wir geben diese Bedeutungen wieder und vertrauen darauf, dass der Leser den Spielraum zwischen starrer Festlegung und Beliebigkeit, den solche Deutungen besitzen, achtet und für sich selbst nutzt. Die Be-Deutungen der Geschichten in der systemischen Arbeit sind nicht willkürlich erfunden. Sie ergeben sich aus den Geschichten selbst, wenn man sie einmal unter dem Gesichtspunkt betrachtet, welche eigentliche schicksalhafte Handlungsdynamik sie in Gang bringt. Die Stimmigkeit dieser Deutung erweist sich immer an der unmittelbar erlebbaren Verknüpfung mit den Schicksalen in der eigenen Familie und Sippe. In diesem Rahmen sind sie aber auch auf eine gewisse Variabilität in der Deutung angewiesen, die sich aus der Betroffenheit der jeweiligen Personen ergibt, um deren Schicksal und Lösungen es geht. Auch wenn es eine familiensystembezogene Wahrheit von Geschichten gibt – sie kann nur wirken über die lösende Wahrnehmung der Betroffenen. Ähnlich wie die „Worte der Kraft" in Familienaufstellungen müssen die Bedeutungen der Geschichten mit den Familienschicksalen korrespondieren. Sie bleiben in ihrer Wirkung nur gleich bedeutsam, wenn sie sich im Rahmen des Stimmigen wandelbar mitteilen.

Wir haben darauf verzichtet, einen umfassenden systemischen Deutungskatalog für Märchen anzubieten. Zum einen sind wir nicht bei allen Märchen auf schlüssige Weise „fündig" geworden, und manche Vermutungen mussten wir wieder verwerfen. Zum anderen nähme so ein Katalog, aus dem man kurz und bündig systemische Deutungen übernehmen zu können glaubt, dieser Methode ihre Kraft, ihre Offenheit und vielleicht sogar ihren Reiz. Soweit wir die Bedeutungen der Geschichten angegeben haben, bitten wir die Leser, sie nicht als Rezepte zu verwenden, sondern sie immer in die Wahrnehmung ihrer Wirkung einzubinden.

Eine Selbstverständlichkeit möchten wir zu Beginn dieses Buches noch anmerken: Die familiensystemischen Bedeutungen von Geschichten sind nicht *die* allgemeingültigen Deutungen von Geschichten. Gute Geschichten, wie Märchen, sind in ihrer Aussage unausschöpfbar. Sie sind in verschiedenen Hinsichten verstehbar und besitzen, z. B. in einem psychoanalytischen Deutungskontext, ihre eigene, andersartige Deutungskraft. Ganz abgesehen davon würden Geschichten, die man nur für Therapiezwecke deutet und nutzt, dem Ganzen des Lebens entzogen – und das wäre ein großer Verlust.

Dass aber die systemische Betrachtungsweise von Geschichten gerade in ihrer auf das Wesentliche konzentrierten Form eine tiefe Wirkung haben kann, das konnten wir in unserer Arbeit immer wieder erfahren, und das möchten wir weitergeben.

Kapitel I

Die Arbeit mit literarischen Geschichten innerhalb der systemisch und phänomenologisch orientierten Psychotherapie

1) „Dein Gesicht wirkt wie vor Schreck erstarrt" – ein Fallbeispiel

In einem der früheren Selbsterfahrungskurse, in denen noch wenig mit Familienaufstellungen gearbeitet wurde und dafür ausführlicher mit dem „Lebensskript" und den „Skriptgeschichten", saß ein etwa 30-jähriger Mann in der Runde, der in seinem Gesichtsausdruck seltsam starr wirkte und der mit sehr verhaltener Stimme sprach. Als er sich in der Eröffnungsrunde vorgestellt hatte, sagte der Therapeut zu ihm nach einer kleinen Pause: „Dein Gesicht wirkt wie vor Schreck erstarrt. Was ist denn Schlimmes in deiner Familie passiert?" Er zeigte sich auf diese Frage hin überrascht und antwortete ebenfalls nach einer kleinen Pause: „Nichts!" Dieser Mann studierte im achtzehnten Semester Philosophie. Er liebte sein Fach, brachte es aber zu keinem Abschluss. Allerdings verdiente er mit einer kleinen, eigenen Computerfirma ausreichend Geld.

Als die Kursteilnehmer über eine kurze Phantasiereise ihre „Skriptgeschichten" suchten – eine irgendwie literarische Geschichte, die sie im Kindesalter und eine, die sie im Erwachsenenalter besonders beeindruckt hatte –, fielen dem Mann keine ein. Im späteren Verlauf des Kurses erinnerte er sich aber und nannte *Max und Moritz* von Wilhelm Busch, und zwar die Szene, in der die Buben den Steg über den Bach ansägen und der Schneider daraufhin ins Wasser fällt, sowie *Das Glasperlenspiel* von Hermann Hesse. In diesem Roman geht es um die Lebensgeschichte eines Meisters des Glasperlenspiels, der nach dem Niederlegen seiner Amtsgeschäfte

Lehrer des Sohnes eines Freundes wird, dem jungen Mann zu einer Gebirgshütte folgt, dessen Ruf zu einem Wettschwimmen im kalten Gebirgssee nachkommt und ertrinkt.

Auf Grund dieser beiden Geschichten fragte der Therapeut den Studenten: „Wer ist denn ertrunken in deiner Familie?" Erstaunt erwiderte er: „Niemand!" Es ließ ihm aber keine Ruhe. So telefonierte er mit seinem Vater – die Mutter war schon gestorben – und fragte nach. Sein Vater sagte zu ihm: „Natürlich ist in unserer Familie jemand ertrunken. Das müsstest du doch wissen: dein Großvater, der Vater deiner Mutter." Dieser Mann war am Ende des Krieges, als die Mutter gerade ein halbes Jahr alt war, von Berlin nach Bremen zu seinen beiden Brüdern gefahren, um sie zu besuchen. Sie überredeten ihn leichtsinnigerweise – die „Max und Moritz"-Geschichten erzählen Streiche – zu einer Bootsfahrt. Leichtsinnig war das deshalb, weil damals die Minen noch nicht geräumt waren. Die drei Männer fuhren auf eine Mine und ertranken alle drei.

Das erzählte also der Student am nächsten Tag in der Gruppe. Auf die Frage, wie er sich denn gefühlt habe, nachdem er dieses Schicksal seines Großvaters von seinem Vater erfahren habe, strahlte er über das ganze Gesicht und sagte: „Ich war ganz einfach erleichtert." In diesem Moment wirkte sein Gesicht völlig verändert. Alles Erschreckte war daraus verschwunden. Und auch im weiteren Verlauf der Gruppe wirkte er wie erlöst.

Das ist die Folge, wenn über die „Geschichten" etwas ans Licht kommt. Obwohl er sich nicht an seinen richtigen Großvater erinnern konnte – die Großmutter hatte wieder geheiratet, und ihr zweiter Mann war an die Stelle des Großvaters getreten -, war er in seiner Seele mit diesem Großvater verbunden und „verkörperte" irgendwie dessen Schicksal. Infolge des wieder aufgetauchten Wissens geschah nun etwas mit ihm, was man die „Lösung aus einer Identifizierung" nennen kann. Die in ihm „weiterlebende" Person des Großvaters mit ihrem Schicksal trat sozusagen aus ihm heraus, wurde wieder ein Gegenüber und die in ihrer Zugehörigkeit zur Familie und ihrem Schicksal „draußen" wahrnehmbar.

Über den weiteren Lebensweg dieses Mannes und die andauernde Wirkung seines Aha-Erlebnisses ist nichts bekannt. Aber in der Gruppe wirkte er sehr erleichtert und befreit und irgendwie zufrieden. Es gab damals auch keine vertiefende oder auf andere Aspekte eingehende therapeutische Arbeit. Das Wissen um das

Schicksal des Großvaters, die unmittelbare Erfahrung seiner blinden Verbundenheit und das Öffnen seiner Augen schienen genug, damit etwas von ihm abfallen konnte und sein Fühlen und seine Orientierung erleichtert wurden und damit vielleicht auch seine Lebensplanung eine neue kraftvolle Richtung erhielt. Heute würde der Therapeut ihn fragen, ob er seine Familie auch aufstellen will. Vermutlich würde dann der Großvater noch deutlicher vor seinem Blick stehen, man könnte den Lösungsprozess und Fluss der Liebe verstärken, und der Verlust und vermutlich ungelebte Schmerz seiner Mutter könnten in seiner Seele Frieden finden. Vielleicht würde sich auch zeigen, dass er im Loslassen des Großvaters seinen Vater neu in den Blick bekommt und dessen Kraft und Segen besser für sich nehmen kann. Diese und ähnliche Prozesse machen eine Familienaufstellung so berührend und wertvoll. Dennoch ist vermutlich das Entscheidende infolge des neuen Wissens passiert. Man konnte die Wirkung sehen, an ihm selbst und an dem, wie die Gruppenteilnehmer sein Strahlen aufnahmen und ihm irgendwie zurückgaben.

Dennoch werden einige Leser vielleicht sagen: „Und das soll alles sein?" Es gibt ja Vorstellungen, dass Psychotherapie oder auch eine Beratung etwas sehr Komplexes zu sein haben, als müßten sie wenigstens in etwa die Komplexität eines Lebens widerspiegeln. Unserer Erfahrung nach – und wir fühlen uns da all den unterschiedlichen therapeutischen Strömungen nahe, die „Kurztherapien" genannt werden – muß das nicht so sein. Gerade in therapeutischen Vorgangsweisen, die sich mit den Verstrickungen in Familiensystemen und entsprechenden Lösungen beschäftigen, geht der Blick auf wesentliche Ereignisse und Schicksale in Familien und auf den Lösungszusammenhang, der sich aus dem Aufscheinen von etwas Wesentlichem ergibt. Vereinfacht gesagt braucht es nur zwei Prozesse: dass ein wesentlicher Schicksalszusammenhang ans Licht kommt, oft nur wie ein kurzes und ganz klares Aufleuchten, und dass angesichts dessen, was da ans Licht kommt und neu vor Augen steht, die Liebe auf lösende und heilsame Weise fließen und ihre gute Wirkung entfalten kann.

2) Phänomenologisch-systemische Psychotherapie oder dem Leben dienende Weisheit

Wir suchen für das, was wir denken und tun, gerne eine Begriffsbildung und wenn möglich eine Theorie. Wenn wir so etwas wie Psychotherapie betreiben, haben wir neben und häufig auch schon vor dem Praktizieren etwas über Denken, Fühlen und Verhalten, über Prozesse sozialer Einbindung und Autonomie, über Neurosen und Psychosen gelernt. Wir sind vielleicht durch eine Art Schule gegangen, die sich durch ein gewisses Begriffssystem in Verbindung und Abgrenzung zu anderen Begriffssystemen und durch ihr zugehörige Behandlungsmethoden auszeichnet.

Auch die Arbeit mit dem Familien-Stellen nach Bert Hellinger tendiert auf der Suche nach einem begründeten Beschreiben der Methode nach begrifflichen Klärungen und Abgrenzungen, weniger bei Bert Hellinger selbst als bei den Therapeuten und Beratern, die, bewegt und überzeugt von der Kraft des Familien-Stellens, diese Methode in ihre Arbeit aufnehmen und dabei, vielleicht eingebunden in unterschiedliche Ausbildungsrichtungen und vielleicht auch institutionelle Vorgaben, vor sich selbst und vor anderen erklären wollen oder müssen, was sie da tun. So ist in Bezug auf das Familien-Stellen nach Bert Hellinger die Rede von der „phänomenologisch-systemischen Psychotherapie“ in Gebrauch gekommen.

Genau genommen ist aber das, was Bert Hellinger und von ihm lernend inzwischen viele Personen in therapeutischen und sozialen Bereichen tun, keine Psychotherapie im klassischen Sinne. Es ist eher eine Art Lebenshilfe in kritischen Lebenssituationen, das Geben eines Rates, ein Lehren von den lebendigen Ordnungen, die der Liebe zugrunde liegen, das ans Licht Bringen eines „wissenden Feldes“ (Albrecht Mahr), damit etwas Bedeutsames für die persönliche Entwicklung und das Lösen von Problemen wahrgenommen werden kann. Es geht um ein Eröffnen von Wissen und Handlungsmöglichkeiten für das, was für eine Person in ihrer Lebenssituation unbedingt ansteht, durch Weisheit.

Ich möchte auf einige Grundgedanken hinweisen, die hinter dem Gebrauch der Bezeichnung „phänomenologisch-systemische Psychotherapie“ stehen und die nicht nur für das Familien-Stellen, sondern auch für das Einbeziehen der Geschichten-Methode bedeutsam sind.

Therapie

Das griechische Wort *therapeuein* bedeutet in seinem ursprünglichen Gebrauch „den Göttern dienen“. Es hat die nicht nur in der frühen griechischen Antike gängige Erfahrung ausgedrückt, dass man in

Krankheiten und sozialen Konflikten aus der Ordnung der Götter gefallen war und dass man, um Lösung und Heilung zu finden, sich wieder in einem Ritual unter die Ordnung der Götter stellen musste. Wir sehen das heute wesentlich profaner. Und doch bleibt der Grundvorgang derselbe: Wir haben in vielen ernsthaften Problemen und manchmal auch in Krankheiten das Gefühl, dass in unserem Leben etwas wieder oder auf neue Weise in Ordnung kommen muss, wenn wir Lösungen und vielleicht auch Heilung finden wollen. Während im ursprünglichen Sinn von Therapie diese aber in einen größeren Ordnungsrahmen eingebunden war, haben wir diesen Sinn ins Individuelle und in unser Inneres verlagert.

Seele

In Familienaufstellungen wird nun auf neue Weise wieder etwas von dem ursprünglichen Sinn des Therapeutischen erfahrbar, nämlich unser Eingebundensein in den größeren Ordnungszusammenhang der Seele. Vielleicht denken wir manchmal, wir hätten irgendwo in uns eine Seele, oder wir setzen sie mit unseren Gefühlen gleich oder unserem unbewussten und bewussten Denken. Es ist aber eher so, dass wir in einer Seele sind. In der Seele erleben wir uns auf den verschiedensten Ebenen unseres Daseins verbunden: in der Vielheit unserer körperlichen und geistigen Prozesse, in unserer Familie und Sippe, in Freundeskreisen, Vereinen und Betrieben, in unserem Land oder unserer Sprachgruppe, in der Natur, in der Welt oder im Kosmos als Ganzem. Wir befinden uns in der Seele, so wie wir uns in dem Atem befinden, der uns belebt. Für Aristoteles war die Seele das formgebende Prinzip, für den Biologen Rupert Sheldrake ist sie ein „Feld", ähnlich anderen in der Physik bekannten Feldern. In einer Familienaufstellung wird in der Dynamik des mit Stellvertretern aufgestellten Familienbildes die Seele als etwas alle aufgestellten Personen Umfassendes beinahe greifbar. Es ist, als würde sich ihre Kraft aus dem unsichtbaren Raum heraus entfalten, der zwischen und um die aufgestellten Personen wirkt. Die Welt des Seelischen öffnet sich uns, wenn wir auf eine Ganzheit schauen, die ihre Teile in einer Weise umfasst, die unser erklärendes Denken übersteigt. Mit „Seele" benennen wir dieses belebende, verbindende und tragende Unfaßbare, das uns, vielleicht in vielen „Schichten", umgibt.

Obwohl unentrinnbar an Zeit und Raum gebunden, kommen wir in der Seele mit etwas Zeit- und Raumlosem in Berührung. In einer Familienaufstellung kann man erleben, wie Schicksale einer Familie häufig auch ohne vorgegebene Information über Stellvertreter gegenwärtig und wirksam werden. Obwohl Geschehnisse so geschehen bleiben, wie sie einmal abgelaufen sind, können ihre Wirkungen auf eine Weise beeinflusst und einer Lösung und Heilung zugeführt werden, dass sich in der Gruppenseele auch in die Vergangenheit hinein etwas verändert. Und die Arbeit mit Vergangenem geschieht auf die Weise, dass ein Vergangenes uns als etwas schon lange zur Lösung Anstehendes aus der Zukunft entgegenkommt. Manchmal erleben Personen auch so etwas wie eine Fernwirkung der Aufstellung oder eine Art Synchronizität von Ereignissen in der Aufstellung und in der realen Familie.

Das Einbeziehen von Geschichten in das Familien-Stellen und in die Arbeit mit Schicksalsbindungen ist ein seelischer Prozess. Das Umfassende und Unfassbare der Seele lässt sich nur in Bildern und Geschichten erahnen und manchmal wie blitzartig erhellen.

System

System nennt man ein geordnetes und gegliedertes Ganzes. Systemisches Denken bezieht sich auf Ganzheiten, in denen die Teile auf so komplexe Weise zusammenwirken, dass sie durch lineare Ursache-Wirkung-Beziehungen nicht mehr „systemgerecht" beschrieben werden können. Zumindest lebende Systeme sind so komplex, dass sie als Ganzheit mehr sind als die Summe ihrer Teile und deren Funktionen. Sie sind durch ein Mehr gekennzeichnet, das durch Zerlegen und wieder Zusammensetzen verloren ginge. Man kann im Unterschied zur Vielheit dieses Mehr als die Fülle bezeichnen oder in Bezug auf lebende Systeme als ihre Seele.

Systemische Psychotherapie bedeutet zunächst, dass wir nicht die individuelle und intrapsychische Dynamik eines Klienten betrachten, sondern die wechselseitige Einbindung eines Individuums in ein Beziehungssystem, meist seine Familie und Sippe.

Arbeitet man mit dem Familien-Stellen, geht man davon aus, dass das, was eine Familie zu gerade dieser Familie macht, die Familienseele, sich über das bewusste Wissen und die verfügbaren Informationen der aufstellenden Person hinaus in der Aufstellung zeigt, vielleicht sogar deutlicher, als würden alle Familienmitglieder anwesend sein und ihre jeweilige Sicht der Familienereignisse schildern. Das, was eine Familie im Innersten zusammenhält, ordnet und sich entwickeln läßt, findet sich nämlich nicht in den von den einzelnen Familienmitgliedern geäußerten Informationen, sondern über diese Informationen hinaus und vielleicht auch im Gegensatz zu diesen Informationen in der verborgenen Dynamik der Familienseele. Systemische Psychotherapie muss also der Gruppenseele Raum geben, auf welche Weise auch immer.

Es reicht nicht, die Psychotherapie statt individuell nun systembezogen zu gestalten, sie muss auch in sich systemisch angelegt sein. In sich systemisch ist eine Psychotherapie oder Beratung dann, wenn sie die Ebene kausaler Beschreibungen und Erklärungen verlässt. Da wir aber an die Sprache gebunden sind und die Sprache nur kausal erklären kann, brauchen wir für das systemische Verstehen Auswege. Ein Ausweg ergibt sich dadurch, dass wir die gewohnten sprachlichen Verknüpfungen in einem Beziehungssystem, die z. B. ein Symptom aufrechterhalten, durch gezielte Fragen und Interventionen außer Kraft setzen. Auf eine gewisse Weise wird die kausale Struktur der Sprache genutzt, um das kausale Denken, das schadet, aufzubrechen und neues funktionaleres Denken zu ermöglichen. Altes „Verstehen" wird unmöglich gemacht, so dass vom Innern des Systems neues „Verstehen" heranreifen muß.

Der andere Weg systemischen Verstehens geschieht über Bilder, die bildhafte Sprache und Geschichten. In einem Bild können wir eine Vielfalt von Informationen und Prozessen als ein Ganzes wahrnehmen. Wir müssen nichts zergliedern und neu zusammensetzen. Wenn es um komplexe seelische Prozesse geht, wenn wir etwas in seiner Ganzheit erfassen wollen, tun wir das immer schon über die bildhafte Sprache, über Geschichten und Mythen, über die bildende Kunst oder die Musik.

Es ist immer wieder erstaunlich, welche Fülle und Dichte eine Familienaufstellung in sich birgt, obwohl die sprachlichen Informationsvorgaben sehr gering sind, und wie sich durch den Prozess einer Aufstellung etwas zeigen und klären kann, ohne jede Erklärung und jenseits einer logischen Genauigkeit. Auch die „Worte der Kraft" (Bert Hellinger) entfalten ihre Wirkung jenseits diskursiver Sprache durch ihre Einbindung in den bildhaften, ganzheitlichen und wesentlichen seelischen Prozess.

Wenn wir nun die Skriptgeschichten in die Aufstellungsarbeit mit einbeziehen, ist das in zweifacher Hinsicht ein systemischer Vorgang. Sie werden gesehen als Mitteilung aus einem Familienzusammenhang und nicht als Deutungsmöglichkeit für einen individuellen Entwicklungsprozess. Und sie dienen als „Bilder", die etwas ans Licht bringen, das sich dem kausalen Denken entzieht. Sie sprechen etwas in uns an, das im Unbewussten wie eine „geschlossene Gestalt" bereitliegt und danach drängt, angeschaut zu werden.

Phänomenologie

Die Phänomenologie ist eine philosophische Methode und eine spirituelle Methode. Und in dieser Weise wird der phänomenologische Ansatz von Bert Hellinger als Beschreibung seines methodischen Vorgehens in der Arbeit mit Familienaufstellungen aufgenommen. Die Phänomenologie bezieht sich in einer anderen Weise auf die Wirklichkeit als die Wissenschaft, wobei beide Erkenntnisweisen sich aufeinander beziehen und ergänzen. Mit der phänomenologischen Methode suchen wir nach einer Wahrheit auf die Weise, dass etwas sich von sich her zeigen kann, wie es ist. Wie etwas ist, können wir aber nur erkennen in der Momenthaftigkeit, in der es sich uns zeigt und mitteilt und in seiner Wirkung offenkundig macht. Das, was ist, zeigt sich mit seiner Wahrheit geschichtlich und in seiner Wirkung.

Im phänomenologischen Vorgehen setzen wir uns einer Wirklichkeit aus, empfangsbereit und ohne Beobachtungskriterien und ohne die Vorgefasstheit unseres Wissens. Wir widerstehen der Versuchung, uns der Dinge durch unser Wissen und unser Begreifen zu bemächtigen. Wir lassen einfach zu, dass etwas aus dem Verborgenen ans Licht kommt und so unverborgen wird und in diesem Sinne wahr werden und wahrgenommen werden kann.

„Wahr" steht hier nicht im Gegensatz zu „unwahr" oder gar „Lüge". „Wahr" wird hier verstanden als das, was unverborgen ist im Gegensatz zum Verborgenen. Die Wahrheit gehört zum Prozess des Lebens, insofern Leben eingebunden ist in Werden und Vergehen, in Verborgenem und Offenkundigem.

Was da als wirklich und wahr aufblitzt, wird als etwas Wesentliches erfahren. Wesentlich ist, was sich durch seine Erscheinung – das „Phänomen" – hindurch als etwas Letztgültiges zeigt, sodass es ohne weitere Unterscheidungen als etwas Ganzes und Eindeutiges dasteht, das ohne Sinnverlust oder Verlust des wesentlichen Vorgangs nicht auf etwas anderes zurückgeführt werden kann.

So kann in einer Gegenüberstellung mit der Mutter sich die Mutter einfach als Mutter zeigen, nicht als ideale Mutter, nicht als abstraktes Konstrukt „Mutter", sondern als diese meine Mutter, die mich geboren hat, aber jenseits von den beobachtbaren Merkmalen ihres Aussehens und Verhaltens und ihres Schicksals. Oder der Tod eines kleinen Geschwisters wird gesehen und genommen als Tod meines Bruders oder meiner Schwester, unabhängig von den einzelnen Umständen des Todes, die vielleicht in ihrem Schrecken, ihrer Unklarheit oder Ausweglosigkeit von der Trauer abschneiden.

Wenn wir die persönlich bedeutsamen literarischen Geschichten mit in die Lösungsarbeit einbeziehen, dann geschieht das innerhalb dieser phänomenologischen Vorgangsweise. Weder die Geschichten selbst noch ihr Bezug zu den Familienereignissen werden analysiert. Sondern der Therapeut setzt sich den literarischen Geschichten, den Familienereignissen, ihrem Bezug zueinander und den klärenden Prozessen in der Familienaufstellung aus, bis die Schicksalsbindung aufblitzt und berührt und so wahrgenommen werden kann. Die größte Wirkung der Geschichten liegt in dem Aha-Erlebnis, das sie auslösen, in ihrer unmittelbaren Stimmigkeit im Bezug zu Personen und ihren Schicksalen und der Betroffenheit dessen, der über die Geschichten seine persönliche Verknüpfung im Familienschicksal erfährt.

3) Die Schicksalsbindungen

Was führt Menschen dazu, sich bei jemandem, der Erfahrung hat mit den „Seelendingen", Rat und Hilfe zu holen und sich vielleicht einer Psychotherapie zu unterziehen? Da gibt es sicher „Moden", wie den Wunsch nach Selbstverwirklichung, die Sehnsucht, authentisch zu fühlen und diese Gefühle auch ausdrücken zu können, den Willen, sich im Blick auf die Möglichkeiten des eigenen Lebens von den Beschränkungen zu befreien, die einen im Ungewollten und Ungeliebten des Lebens festhalten. Wenn man aber genau hinschaut und nachfragt, entpuppen sich diese Gründe eher als vordergründig.

Im Hintergrund und häufig natürlich auch ganz offen wirkt eine reale Not, in der man sich selbst oder in der sich andere befinden: Der Kontakt zu den Eltern ist sehr schlecht, vielleicht abgebrochen, und man fühlt sich nicht kraftvoll eingebettet in seiner Herkunftsfamilie; Depressionen lähmen das alltägliche Leben; alte Wunden aus der Kindheit wollen nicht heilen; Beziehungen scheitern oder drohen zu scheitern; die eigenen Kinder leiden, und man leidet mit ihnen, oder sie verhalten sich destruktiv oder selbstzerstörerisch, und man fühlt sich ihnen gegenüber ohnmächtig; häufige Unfälle oder häufiges Kranksein beunruhigen; eine schwere Erkrankung von einem selbst oder einem Angehörigen führt an die Grenze seelischer und körperlicher Belastbarkeit; eine Sucht hält einen selbst oder einen Nahestehenden gefangen und frisst an den Beziehungen und vielleicht am Leben selbst; Todesfälle können nicht bewältigt werden; vielleicht nagt eine eigene oder fremde Schuld; die Lebensplanung ist gescheitert, die materielle Existenz bedroht; jemand in der Familie hat sich umgebracht oder ist verrückt geworden; oder man selbst ist selbstmordgefährdet oder hat Angst, in der Psychiatrie zu landen, oder man hat psychiatrische Erfahrungen hinter sich und kann der Heilung noch nicht trauen.

Man kann drei klassische Lösungswege der Psychotherapie beschreiben:

Ein erster Weg ist der Weg des Lernens und Verlernens. In einem breiten Spektrum von direkten Gesprächshilfen, verhaltenstherapeutischen Methoden, imaginativen Verfahren bis hin zu spirituellen Schritten suchen wir Lösungen über das Lernen neuer, irgendwie angemessenerer oder „funktionalerer" Denk- und Verhaltensweisen. Oder wir müssen – das ist das Schwierigere – die Denk- und Verhaltensmuster verlernen, die uns behindern, sodass wir freier werden für das, was in unserem Leben weiterhilft.

Ein zweiter Weg ist der Weg der Heilung. Dort, wo es traumatische, also trennende und die Sicherheit der Existenz bedrohende Erfahrungen gibt, vor allem beim kleinen Kind, aber auch in allen anderen Lebensaltern, wird häufig die liebende Hinbewegung zu den wichtigen Bezugspersonen, besonders der Mutter und dem Vater, aber auch zu Partnern und dem Leben überhaupt unterbrochen. Die Wunde heilt nicht, obwohl die Verletzung und Gefährdung vorüber ist. Hier hilft die Psychotherapie, dass die Wunde heilen kann, dass an Schmerz vorbei sein darf, was vorbei ist, dass die Liebe zu den Eltern, dem Partner, den Kindern, dem Leben überhaupt wieder strömen kann.

Der dritte Weg ist der Weg von Bindung und Lösung. In diesem – systemischen – Zweig der Psychotherapie geht es um die Wirkung unseres Eingebundenseins in die Gruppenseele, in die Ereignisse und die Schicksale in unseren Familien und darüber hinaus in andere soziale Gruppierungen und in die Gesellschaft und die Welt als Ganzes, die „große Seele" (Bert Hellinger). Hier hilft Psychotherapie, den Bindungen zuzustimmen, in die wir hineingeboren wurden und in die wir uns liebend oder auch blind eingelassen haben. Sie hilft, dass in Beziehungssystemen verborgen wirkende Bindungen ans Licht kommen, dass Verstrickung sich lösen und dass die Liebe gemäß den vorgegebenen lebendigen Ordnungen in der Seele fließen kann; dass jeder seinen ihm gemäßen Platz einnimmt; dass jeder die Verantwortung für sein eigenes Schicksal übernimmt, sich vor dem Schicksal anderer demütig beugt und verzichtet, in das Schicksal anderer einzugreifen.

Bindung und Lösung

Alle Personen einer Familie und Sippe sind durch die Bindungsliebe aneinander gebunden. Die Bindungsliebe ist eine tiefe, unbewusst wirkende Kraft, die alle, die zu einem Beziehungssystem gehören, im Dienste aneinander bindet. Auch die Toten sind, so weit die Erinnerung reicht, in diese Liebeskraft mit einbezogen. Denn ihr wohlwollendes Mitgehen mit der Familie wird als eine die Lebenden bindende und schützende Kraft wahrgenommen. Die Toten bleiben über die Erinnerung hinaus in der Familienseele gegenwärtig und so in die wechselseitige Bindung aller Familienangehörigen eingebunden, bis sie sich aus der Familienbindung in den Raum der größeren Seele zurückziehen können.

Diese Bindungsliebe wirkt immer, wie eine biologische Kraft. Sie wirkt, ob wir sie wahrnehmen oder nicht, ob sie uns angenehm ist oder uns stört, ob wir uns ihr beugen oder gegen sie kämpfen. Sie gehört zu unserer Grundkonstitution als begrenzte und getrennte Lebewesen. Sie ist so etwas wie die Grundenergie der Seele, mit der die Seele das, was in der Individuation auseinander strebt, zusammenhält und ordnet, vergleichbar der Schwerkraft, die die Expansion der Himmelskörper bremst und die kosmische Materie und Energie auf gewisse Weise bindet und ordnet.

Zusammen mit dieser Bindungsliebe wirkt die gleich ursprüngliche Kraft der Lösung oder Loslösung. Sie dient der Individuation und dazu, dass Gebundenes sich differenzieren und eigene Wege gehen kann. So machen die Toten Platz für neues Leben, Altes darf vergehen und vorbei sein, Neues hat seine Chance, und was zusammengehört, darf auseinander streben und sich mit anderem verbinden. Die meisten ernsthaften Probleme entstehen dort, wo wir in unserer Bindungsliebe gefangen bleiben. Und die meisten Lösungen sind Loslösungen von mit uns verbundenen Personen und ihrem Schicksal und dem, was sie selbst verantworten müssen.

Bindung und Lösung wirken zusammen. Lösungen ergeben sich, wenn wir der Verbindung mit den Angehörigen auf die Weise zustimmen, dass wir uns von ihrem Schicksal loslösen. Der Weg, wie das geschehen kann, ist vorgezeichnet durch die Liebe. Liebe verbindet auf eine Weise, dass jeder er selbst bleibt und jeder den anderen nimmt, so wie er ist und so wie er sich entwickelt. Die sehende Liebe löst. Sie gibt die Liebenden von Angesicht zu Angesicht in den Grenzen der Verbindlichkeit frei.

Das Sippengewissen

In der Seele wirken, von der Bindungsliebe getragen, drei grundlegende Kräfte, welche die Bindung im Schicksal innerhalb eines Beziehungssystems gestalten: die Kraft der Zugehörigkeit, die Kraft des Ausgleichs und die Kraft der Ordnung. Sie wirken über das „Sippengewissen".

Das Sippengewissen ist die unbewusste Wirkungsmacht der Gruppenseele, die an Bindung, Ausgleich und Ordnung in der Familie einfordert, was an Bindung, Ausgleich und Ordnung verletzt wurde. Es schaut dabei nicht auf die Folgen. Und es schaut dabei nicht auf Gut und Böse. Es wirkt blind und lässt aus der Schicksalsbindung die Verstrickung erwachsen, die unbekümmert um Willen und Wissen und Liebe des Unschuldigen diesen mit großer, magisch wirkender Kraft in den Dienst der seelischen Bindungskräfte stellt.

Es ist oft erschütternd, wenn in einer Familienaufstellung etwas von der Wirkung des Sippengewissens ans Licht kommt. Zum Beispiel sagte die Stellvertreterin für die Verlobte eines Vaters, der sich von seiner Verlobten in moralischer Entrüstung über ihren etwas leichten Lebenswandel getrennt und nie mehr über sie gesprochen hatte: „Ich nehme deine Entschuldigungen nicht, ich nehme deine Tochter und ziehe sie auf meine Seite, bis sie dich hasst." Diese Tochter – sie hatte ihre Familie aufgestellt, um ihren unerklärlichen Hass auf ihren Vater loszuwerden – war zutiefst erschrocken. Jetzt sah sie den Zusammenhang. Erst als die Tochter selbst der Verlobten gegenüberstand, sie voller Liebe anschaute und ihre Bereitschaft bekundete, für die Verletzung durch ihren Vater einzustehen, was immer es sie kosten würde, da wurde diese Verlobte in der Aufstellung weich, brach voller Schmerz in Tränen aus und gab nach einer Weile die Tochter frei. Diese Tochter war eine Frau mittleren Alters, deren Beziehungen alle gescheitert waren. Ihr Kindermärchen war übrigens *Dornröschen.*

Die Wirkung des Sippengewissens mit seiner verstrickenden Kraft finden wir in vielen Geschichten der Bibel, in den griechischen Tragödien, in den meisten großen und kleinen Dramen der Weltliteratur und in vielen Kino- und Fernsehfilmen. Auch wenn wir sie nicht bemerken oder ausdrücklich benennen, fließt unser Wissen um die in der Seele wirkenden Kräfte doch in die Ausdrucksformen unserer Seele.

Die Zugehörigkeit

Die Kraft der Zugehörigkeit wirkt darauf hin, dass alle, die zu einer Familie und Sippe gemäß ihrer Geburt oder auch gemäß einer anderen existentiellen Verknüpfung gehören, auch dazu gehören dürfen und können. Das betrifft die Lebenden und die Toten gleichermaßen.

Zu einem Familiensystem gehören: die Geschwister, die Eltern, deren Geschwister, die Großeltern, je nach Bedeutung des Schicksals auch die Geschwister der Großeltern und die Urgroßeltern. Dazu gehören auch alle Halbgeschwister und die Halbgeschwister der Eltern und alle früheren Partnerbindungen der Eltern und Großeltern, da diese gewissermaßen den Weg frei gemacht haben für spätere Partnerbindungen und das Leben ihrer Kinder.

Die Kraft der Zugehörigkeit bindet selbst fremde Personen in die Schicksalsgemeinschaft der Familie und Sippe ein, wenn deren Leben über existentiellen Verlust oder Gewinn mit dem Familienschicksal verknüpft wird: Lebensretter, Verkehrstote, Organspender, persönlich oder schicksalhaft an Familienangehörigen schuldig Gewordene und die Opfer von gravierender persönlicher oder schicksalhafter Schuld von Familienangehörigen.

Wird nun in einem Familiensystem einem Zugehörigen die Ebenbürtigkeit und Zugehörigkeit verweigert oder darf ein Mitglied der Schicksalsgemeinschaft in seinem Schicksal nicht wahrgenommen werden, zum Beispiel wegen seines Selbstmordes oder seiner schweren Schuld, zwingt das „Sippengewissen" einen anderen in der Sippe, meist einen später Geborenen, das Schicksal des Ausgeklammerten noch einmal darzustellen und sich so ausgeklammert, nicht ebenbürtig, nicht gewürdigt, gefährdet, schuldig oder lebensmüde zu fühlen wie der Betroffene. Ein nicht Betroffener und Unschuldiger wird so mit seinem Leben an das Schicksal eines anderen gebunden, ohne dass er das weiß und ohne dass er das will. So fühlt sich jemand als Opfer und wird es oft auch, weil er in eine Art Ausgleich, die sich nur an der Gerechtigkeit für die Ausgeklammerten orientiert und das Leid Unschuldiger in Kauf nimmt, hineingezwungen wird.

Ausgeklammert werden in Familiensystemen häufig folgende Personen: unehelich geborene Kinder, die in der Familie ihres Vaters nicht erwünscht sind und dort auch oft nicht erwähnt werden; die Väter von unehelich geborenen Kindern, die keine Beziehung zu ihrem Kind wünschen oder von der Mutter nicht in die Verantwortung genommen und manchmal auch unterschlagen werden; ausgeklammert werden häufig auch frühere Partner der Eltern und Großeltern.

Früh verstorbene Geschwister, vor allem Totgeburten oder späte Fehlgeburten werden oft nicht in der Geschwisterreihe mitgezählt, und man erwähnt sie nicht mehr, aus Schmerz oder Angst oder „weil das Leben weitergehen muss". Auch wenn Eltern früh sterben, werden sie manchmal von ihren Kindern vergessen, die noch zu klein waren, um zu trauern und sich später zu erinnern. Oder Stiefmutter oder Stiefvater fühlen sich jetzt als die richtigen Elternteile und schneiden das Kind von ihrem leiblichen Elternteil ab, oft um das Kind nicht durch das schwere Schicksal zu belasten.

Wie schon erwähnt, wirkt auch das Verschweigen des wahren Schicksals eines Familienangehörigen oder einer Person, die Platz gemacht hat, wie ein Ausschluss, wenn zum Beispiel vom Großvater, der sich umgebracht hat, erzählt wird, er sei am Herzinfarkt gestorben, oder wenn vor dem zur Adoption freigegebenen Kind der Selbstmord der Mutter verschwiegen wird.

Für die Wirkung des Ausschlusses spielen die Gründe des Ausschlusses keine Rolle. Die Seele achtet nur auf das, was geschieht, nicht auf unsere Gründe und Erklärungen, unsere Scham, unsere Angst oder auch unsere gute Absicht.

Der Ausgleich

Die Bindungsliebe führt alle Zusammengehörigen in einer Familie und Sippe zu einem in der Tiefe der Seele wirkenden Verantwortungsbewusstsein für das Leben, die Sicherheit und das Wohl aller. Gemäß der Raum und Zeit übergreifenden Dimension der Seele macht dieses Verantwortungsbewusstsein und das Zusammengehörigkeitsgefühl auch vor vergangenem schlimmem Schicksal und vor dem Tod nicht Halt. Die Bindungsliebe wird von einem magischen Denken begleitet, das in blinder Liebe die Grenzen von Raum und Zeit überschreiten will, um unbedingt anderen in ihrem Schicksal nahe bleiben oder ihnen ihr Schicksal abnehmen zu können.

So kommt es zu Prozessen, die in Familienaufstellungen oft sehr eindrucksvoll und berührend erfahren werden. Bert Hellinger hat immer wieder sehr klar auf diese Dynamiken hingewiesen: „Ich folge dir nach in deine Krankheit, deine Verrücktheit, deinen Tod." Und: „Lieber bin ich in Not, lieber bin ich krank, lieber bin ich verrückt, lieber sterbe ich als du."

Oder: „Ich gleiche deine Not, dein Scheitern, deine Krankheit, deine Verrücktheit, deinen frühen Tod aus durch meine Not, mein Scheitern, meine Krankheit, meine Verrücktheit, meinen Tod." Und: „Ich nehme deine Schuld auf mich und sühne sie wie du oder auch für dich. Dann sind, wenn ich mich deinen Opfern gleich mache, diese vielleicht versöhnt."

Manchmal wird in diesen Prozessen die eigene Liebe zu den vom Schicksal Betroffenen gefühlt, auch wenn die Wirkung dieser Liebe meist verborgen bleibt. Eine krebskranke Frau, die stellvertretend zur früh verstorbenen Mutter ihres Vaters wollte, als könnte der Vater dann im Leben bleiben, sagte zum Beispiel während ihrer Aufstellung voller Liebe: „Wenn es drei Kinder gibt, ist es doch besser, ein Kind stirbt, als dass der Vater stirbt", und stellte sich entschlossen zur toten Großmutter.

Manchmal geschieht das wie ein blindes, tragisches Geschehen, als müsste schlimmes Schicksal durch Schlimmes vergolten werden, auch wenn das niemandem hilft und einem Schlimmen nur weiteres Schlimmes hinzufügt. Schlimmes Schicksal drängt nach Ausgleich. Wie es beim Geben und Nehmen in Beziehungen immer wieder zu einem Ausgleich kommen muss, im Guten wie im Bösen, scheint auch das Schicksal nach einem Ausgleich zu drängen, im

Guten wie im Schlimmen. Die Seele gibt beiden Ausgleichsformen gleichermaßen Raum: dem schlimmen Schicksalsausgleich in Form von Wiederholung, Nachfolge, Übernahme, Sühne und Rache; und dem guten Schicksalsausgleich in Form von angemessen gelebtem Schmerz und gemäßer Trauer, von Dank, Würdigung und Demut und vor allem in Form des „Es geht gut weiter.", und „Ich gebe dir, der du das schlimme Schicksal hast oder hattest in meinem Herzen Anteil am Guten meines Lebens."

Im guten Schicksalsausgleich nehmen wir unser Leben und alles, was wir bekommen haben, dankbar an und machen das Gute daraus, das uns möglich ist. Wir tun es angesichts des Schicksals des anderen und mit Liebe. So erfahren wir, dass auch die vom Schicksal schlimm Getroffenen uns lieben und den schlimmen Ausgleich durch unser Leben nicht wünschen. Denn das würde sie nur belasten und verhindern, dass sie sich in die Tiefenräume der „großen Seele" zurückziehen können, wo schlimmes und gutes Schicksal nicht mehr zählen und alle Schicksale einander gleich werden angesichts der Größe und Weite des „Nichts" oder auch der „Fülle".

Doch der gute Ausgleich im Schicksal scheint häufig erst nach dem schlimmen Ausgleich zu folgen. Wie im Geben und Nehmen in Beziehungen Böses durch Böses vergolten werden muss, aber mit einem Weniger an Bösem, damit der Liebe und dem guten Ausgleich wieder eine Chance eröffnet wird, so zieht ein schlimmes Schicksal häufig erst ein schlimmes Schicksal bei einem anderen nach sich, bevor dieser nach einer Weile und vielleicht noch rechtzeitig vor dem vollen Ausgleich innehalten und dem guten Ausgleich eine Chance geben kann.

Die Ordnung

Die dritte Kraft, die in der Seele wirkt, ist die Kraft der Ordnung. So wenig wie Zugehörigkeit und Ausgleich ist auch die Ordnung etwas Moralisches. Sie ist vielmehr ebenso eine integrierende und Wachstum ermöglichende und fördernde Kraft, die Beziehungen begründet und ordnet und der Liebe ihren Entfaltungsraum und ihre Grenzen vorgibt.

Die Kraft der Ordnung wirkt darauf hin, dass Beziehungen verlässlich geregelt sind. Verlässlich heißt, dass jeder den Platz in einem Beziehungssystem einnimmt, der ihm zusteht und ihm gemäß ist.

Welcher Platz angemessen ist, ist vorgegeben durch das, was Bert Hellinger die „Ursprungsordnung“ nennt.

Die Ursprungsordnung ist ein ganz einfaches und in Beziehungssystemen immer wirkendes „Gesetz“, das lautet: Wer zuerst kommt, kommt zuerst, und wer danach kommt, kommt danach. Zuerst kommen die Eltern, dann kommen die Kinder. Zuerst kommt das erste Kind, dann das zweite, dritte, vierte ... Wird diese Ursprungsordnung verletzt, kommt es zu Platzkämpfen in einer Familie, die in schweren Fällen tragisch enden können.

In vielen griechischen Tragödien werden die Folgen gezeigt, wenn sich die Rangordnung zwischen Eltern und Kindern vertauscht und, wie bei Ödipus, es zum Kampf kommt: Entweder du oder ich, nur einer kann als Mann den Platz bei der Frau und Mutter einnehmen. Und in manchen biblischen Geschichten wird deutlich, was passiert, wenn die Geschwisterreihenfolge nicht eingehalten wird. Nachdem Jakob auf Anraten seiner Mutter seinem älteren Zwillingsbruder Esau beim blinden Vater das Erstgeburtsrecht und den Segen als Erbe weggenommen hat, muss er vor dessen Rache fliehen. Und die Söhne Jakobs wollen ihren Bruder Josef töten oder zumindest loswerden, weil er, als der Jüngste, vom Vater bevorzugt wird.

Manche Familien werden durch tiefe Rivalitäten zerstört, so als ginge es um Leben oder Tod. Und als Lösung verlässt häufig einer die Familie; der Vater oder der Sohn, die Mutter oder die Tochter oder ein Geschwister ziehen sich aus der Familie zurück. In Rivalitäten oder „Rangeleien“ wird gegen die Ursprungsordnung rebelliert. Wenn nun in einer Familienaufstellung jeder wieder den ihm gemäßen Platz einnimmt, geht eine große Erleichterung durch das ganze System, auch wenn die Folgen der gestörten Ursprungsordnung für jemand im System manchmal nicht mehr rückgängig gemacht werden können, wie zum Beispiel bei einem Selbstmord.

Diese Ursprungsordnung gilt nur innerhalb eines Systems. Zwischen den Systemen gilt eine andere Ordnung. Hier hat das neue System Vorrang. Wenn Kinder ihre Eltern verlassen und eine eigene Familie gründen, erhält die neue Familie den Vorrang. Oder wenn Partner sich verlassen und wieder eine neue Bindung eingehen, erhält diese neue Bindung den Vorrang, auch wenn sie der ersten Verbindung nachgeordnet bleibt.

Zur Ordnung in Familiensystemen gehören noch andere Verlässlichkeiten, zum Beispiel, dass Kinder in Sicherheit aufwachsen können und die Eltern oder im Notfall andere Erwachsene die Verantwortung dafür übernehmen; oder dass der Fluss des Lebens von den Eltern zu den Kindern strömen darf und Kinder verzichten, ihren Eltern geben zu wollen, was diese von ihrem Partner oder von ihren Eltern nicht bekommen haben. Eltern müssen davon absehen, von ihren Kindern zu verlangen, dass diese das, was sie ihnen gegeben haben, auch wieder ihnen selbst zurückgeben, statt es nach vorne, ins eigene Leben und in eine eigene Familie zu geben. Sie dürfen nicht verlangen, dass die Kinder in die Lücke der Unerfülltheit ihres Lebens springen.

Verlässlich sind Familienbeziehungen, in denen Kinder Kinder sein dürfen und Eltern ihre Verantwortung als Eltern übernehmen, wenn Kindern ihr Recht auf Vater und Mutter gegeben wird: Die Kinder aber verzichten, auf die Beziehung der Eltern Einfluss zu nehmen, als hätten sie ein Recht, über das Ob und das Wie des Zusammenlebens der Eltern zu bestimmen.

Zur Verlässlichkeit in Familienbeziehungen gehört es aber auch, dass im Rahmen der Schicksalsgemeinschaft jeder den anderen unterstützt, so wie es recht ist. Zum Beispiel sorgen erwachsene Kinder für ihre alten und vielleicht kranken Eltern, wenn diese selbst dazu nicht mehr in der Lage sind.

Der verborgene persönliche Lebensplan

In literarischen Geschichten, die uns besonders beeindrucken, greifen wir die Familienthemen auf, die sich aus den jeweils wirkenden Kräften von Zugehörigkeit, Ausgleich und Ordnung in einer Familie und Sippe ergeben.

Viele Märchen zum Beispiel beziehen sich darauf, dass jemandem in der Familie die Zugehörigkeit und Ebenbürtigkeit und die entsprechende Würdigung verweigert wird. *Rapunzel* verweist auf ein weggegebenes Kind, *Dornröschen* auf eine nicht „eingeladene" frühere Geliebte des Vaters, *Die Gänsemagd* auf eine von der Mutter oder einer Großmutter ausgebootete, in der Einsamkeit leidende Frau, die eigentlich für den Vater oder einen Großvater bestimmt war.

Andere Märchen beziehen sich auf den Schicksalsausgleich, wie *Hans im Glück*, der wie ein Großvater, der schicksalhaft Besitz verloren hat, weggibt, was er besitzt. Auch im Märchen *Sterntaler* gibt das Mädchen alles bis auf das Hemd weg und träumt dann vom

Gold, das vom Himmel fällt. Es macht sich damit einem Elternteil gleich, der viel verloren hat, meist Vater oder Mutter, die früh verstorben sind, oder Geschwister, die früh verstorben sind. Manchmal wurde auch ein Elternteil enterbt.

Auf eine gestörte Ordnung verweist zum Beispiel das Märchen *Allerleirauh*, in dem der Vater nach dem Tod seiner Frau seine Tochter heiraten will. In *Rotkäppchen* verführt ein Großvater seine kleine Enkelin, die ihm geben soll, was die Großmutter dem Großvater nicht mehr geben kann oder will. Und in den *Bremer Stadtmusikanten* wird auf „Todgeweihte" geschaut und solche Personen, denen der Schutz der Familie entzogen ist, weil sie keinen „Nutzen" mehr bringen.

Häufig verweisen die erinnerten, bedeutsamen literarischen Geschichten aber nicht nur auf ein Familienthema, das verborgen ist und ans Licht drängt, sondern die Geschichten spiegeln darüber hinaus den persönlichen Lebensplan wider, mit dem wir unserem Leben eine „erzählbare" Form geben, wie bei einem Drehbuch für einen Film. Dieser Lebensplan, eine Art unbewusster roter Faden für unser Leben, ist ein inneres Konstrukt, eine Erfindung unseres notwendigen Strebens nach Identität.

Ein kleines Kind, so verletzlich es auch ist, ist doch außerordentlich leidensfähig und überlebenskräftig. Es ist immer wieder erstaunlich, wie Kinder ihr manchmal schweres persönliches Schicksal voller Lebensmut und Zustimmung tragen und aus ihm Kraft für das Überleben schöpfen können. Was Kindern aber ganz schwer fällt, ist mitzuerleben, wenn die leiden, die es liebt: Eltern, Geschwister, Großeltern, Onkel und Tanten und andere Dazugehörige. Kinder leiden an der Not derer, die sie lieben, mehr als an allem anderen. Diese Not der anderen führt sie in die „Not-Wendigkeit" des Schicksals.

Sieht und empfindet das Kind die Not von jemand, zu dem es gehört und den es liebt, dann will es helfen. Es weiß aber, dass seine Möglichkeiten und Kräfte für diese Hilfe zu klein sind. So fasst es einen Plan und sagt sich innerlich – und manchmal auch zur Erheiterung oder zum Erstaunen der Erwachsenen öffentlich: „Warte, bis ich groß bin, dann helfe ich dir aus deiner Not und tue etwas, das dich wieder glücklich macht." So fasst also das kleine Kind einen Plan für sein Leben, mit dem es später zur Aufhebung oder Linderung der Not eines geliebten Angehörigen beitragen will. Es verschreibt sich damit der Notwendigkeit des Schicksals und der Illusion einer Hilfe oder einer Glückssuche, die es nicht wird erfüllen können, zumindest nicht ohne einen oft hohen Preis zu bezahlen.

Denn die Not, um die es geht, hat längst ihren Preis gekostet, ist meist längst vorbei, gehört nicht wirklich zum eigenen Leben und kann so auch nicht mit dem eigenen Leben gelöst werden. Ein Kinderarzt mit einer eigenen kleinen Kinderklinik, der so in seiner Arbeit engagiert war, dass seine Ehe daran zu scheitern drohte, und der seine Gesundheit dabei ruinierte, sprach in der Therapie von dem tödlichen Unfall seines kleinen Bruders während des gemeinsamen Spiels. In der therapeutischen Rückführung in dieses Geschehen umfasste er als der kleine Junge die Füße seiner Mutter und rief, im Blick auf ihren unermesslichen Schmerz: „Mama, ich mache es wieder gut!"

Im persönlichen Lebensplan verschreiben wir uns einer „Einbildung". Wir fassen die Not und ihre Lösung in ein Bild, einen inneren Satz und ein Gefühl, die zusammen das sogenannte Lebensskript bilden. Was dieses Lebensskript füllt, zeigen uns die literarischen Geschichten. In ihnen finden wir uns mit unserem Lebensplan wieder. In ihnen sehen wir auf die Not, von der unser Lebensplan mit den illusionären Lösungswegen für diese Not seinen Ausgang nimmt, und auf die Rolle, die wir dabei spielen, ausgestattet mit bestimmten begleitenden Kommentaren und dem „Lieblingsgefühl". Wird der illusionäre Lebensplan aufgedeckt, ermöglicht das dem Therapeuten oft, hilfreiche Sätze, auch in einer Aufstellung, zu finden, die in die heilsame Ent-Täuschung führen und helfen, der Wirklichkeit ohne Illusion liebend in die Augen zu schauen.

Im Lebensskript verlassen wir in gewisser Weise unser reales Leben und richten uns in einem Bild von unserem Leben ein, auf das wir unermüdlich und wie selbstvergessen hingearbeitet haben. Es ist wie in einer chinesischen Geschichte von einem Maler, der sein Leben lang nur an einem Bild gemalt hat und darüber alt geworden ist. Schließlich wurde es doch fertig. Und so hat er die verbliebenen Freunde eingeladen, damit sie das Bild betrachteten. Sie besahen nun alle das Bild, auf dem ein Park mit einem schmalen Weg zu sehen war, der durch Wiesen zu einem Haus führte. Als sich die Freunde mit ihrem Urteil an den Maler wenden wollten, war er nicht mehr da. Sie schauten ins Bild: Dort ging er auf dem

Weg den Hügel hinauf, öffnete die Tür des Hauses, drehte sich noch einmal um, winkte den Freunden zu und verschwand, sorgsam die gemalte Tür hinter sich verschließend. Der Maler war in sein Bild gegangen.

Es ist der Traum unserer kindlichen Liebe und unseres magischen Denkens, dass wir das wirkliche Leben mit seiner Not, seinen Zufällen, seinen Zwängen verlassen können, um in dem Bild zu sein und zu leben, was unsere Liebe und unsere Sehnsucht widerspiegelt. So werden wir, was wir hervorgebracht haben. Das Tragische oder auch Tragisch-Komische dabei ist, dass wir, im Blick auf das innere Bild von unserer Rolle im Leben, dem realen Leben nicht wirklich auskommen und im Bemühen um die Wendung der Not derer, die wir lieben, häufig genau diese Not mit dem eigenen Leben wiederholen. So holt uns die fremde Wirklichkeit, die wir erlösen wollten, als die eigene und unerlöste wieder ein.

Bei allem Scheitern unseres Lebensplanes bewirken wir mit ihm doch auch viel Gutes, wie der Kinderarzt im obigen Beispiel. Wir bringen uns und etwas in der Welt durchaus ein Stück vorwärts. Die Anstrengung, die wir in unseren Lebensplan investieren, ist häufig nicht umsonst, auch wenn sie das illusionäre Ziel nicht erreicht. Im persönlichen Lebensskript steckt häufig ein großes und oft auch erfolgreiches Bemühen um einen guten Schicksalsausgleich.

Wenn es gelingt, vom Illusionären Abschied zu nehmen und das Wenden der Not in das längst Vergangene hinein loszulassen zu Gunsten dessen, was uns aus der Zukunft entgegenkommt, dann kann sich das Schicksalsnotwendige in unsere persönliche Bestimmung wandeln. In unserer persönlichen Bestimmung nehmen wir das Vergangene, unsere Familie, die Schicksale dort, die eigene Prägung und Bestimmung als Kraft, die von den Begrenzungen, in die hinein wir geboren wurden, gespeist wird und uns ins jeweils offene Gute des eigenen Lebens treibt. Während wir im Lebensskript unsere Zukunft gestalten, indem wir zurückschauen und das Maß des eigenen Lebens an der vergangenen Not nehmen, schauen wir in der persönlichen Bestimmung nach vorne, getragen von dem Vergangenen, in das wir hineingebunden sind, greifen das Zukünftige oder Zukommende auf mit dem, was wir mitgebracht haben, und lassen so dieses Mitgebrachte wachsen und auf Neues hin sich gestalten und ergänzen – in den Grenzen des uns Möglichen.

In der Arbeit mit den Geschichten lernen wir die Kraft der Bilder kennen und unsere Fähigkeit, uns nach eigenen Bildern zu gestalten. Es ist häufig eine tiefe Erfahrung für die Betroffenen, wenn ihnen in einem Aha-Erlebnis aufgeht, wie die eigene Bildmächtigkeit an einem fremden Schicksal ausgerichtet und alles andere als frei ist. Und so kann der Blick auf die Geschichten und die durch sie aufgedeckte geheime Schicksalsbindung diese Bilder und mit den Bildern die Schicksalsverbundenheit entmachten – wenigstens bis zu einem Grad, der dem Weiterkommen des eigenen Lebens ausreichend dient.

4) Wissen, Einsicht, Liebe und Lösung

Die Arbeit mit literarischen Geschichten in der Psychotherapie, so wie wir sie hier vorstellen, zielt nicht auf so etwas wie Persönlichkeitsveränderung. Sie dient nicht einem erweiterten Wissen über sich selbst, das sich an sich selbst erfreut wie an einem Erkenntnisgewinn.

Sie hat ihre Kraft dort und nur solange, wie sie an eine Not und an eine Lösung aus ihr gebunden bleibt. Sie dient einer Einsicht, die aus sich heraus und wie von selbst etwas Hilfreiches und Weiterführendes im eigenen Leben und im Leben der Familie und vielleicht darüber hinaus bewirkt.

Einsicht ist nicht gleichbedeutend mit Wissen, obwohl wir durch sie wissender werden. Einsicht ist eine aus dem persönlichen und kollektiven Unbewußten aufsteigende Klarheit. Sie kommt aus einem größeren Raum wie ein Geschenk, unverfügbar, nicht planbar, nicht fassbar. In der Einsicht leuchtet etwas aus dem größeren Zusammenhang in uns auf und berührt uns. Wenn sie kommt, zweifeln wir nicht mehr. Solange wir zweifeln, verbirgt sie sich.

Trifft der Blick auf die literarischen Geschichten das Wesentliche in der Schicksalsverbundenheit nicht oder führt er nicht weiter, weil das prägende Schicksal, zum Beispiel der frühe Tod der Mutter, offenkundig ist und keine Umwege mehr duldet, oder weil Naheliegendes vor dem Blick auf Verstrickung und Familienschicksal ansteht, das Wissen um Trennung vielleicht oder das Schuldgefühl wegen einer Abtreibung oder ein Ungleichgewicht im Geben und Nehmen in der Beziehung, dann führt das Beharren auf den Geschichten und ihren Zusammenhang mit dem Lebensschicksal von der Einsicht und der Lösung weg. Nicht die Methode, so wertvoll sie ist, steht im Vordergrund, sondern das, was zur Lösung ansteht.

Weil die Arbeit mit den Geschichten in ihrer Stimmigkeit oft faszinierend ist, verleitet sie dazu, sie als Selbstzweck zu nehmen. Oder man will unbedingt ein Ergebnis haben und erkennen, auf welches Familienschicksal sich eine Geschichte bezieht, und forscht in den Familienereignissen, ohne darauf zu achten, ob das noch Kraft hat und wirklich weiterführt.

Oder wir sind versucht, dort, wo der Betroffene in Bezug auf die Bedeutung der Geschichte nichts fühlt und nichts sehen kann, Erklärungen abzugeben und eine Meinung aufzutischen, ohne auf die lähmende Wirkung zu achten, die das beim Betroffenen auslöst.

Die größte Wirkung in der Arbeit mit Geschichten zeigt sich dort, wo wir mit einem Minimum arbeiten und nur den wesentlichen Hinweis auf die Schicksalsbindung beachten. Muss man zu lange suchen, bis sich Richtiges zeigt, ist es wie bei einer Familienaufstellung auch: Die Kraft geht weg und statt einer Einsicht wachsen die Fragen und der Druck des Ungelösten. Man kann sich ja Zeit lassen. Vielleicht erweist sich die Geschichte als nicht bedeutsam oder für das Anliegen als nicht hilfreich. Vielleicht bringt sie das Wichtige zu einem späteren Zeitpunkt ans Licht. Vielleicht wird sie erst im Zusammenhang einer Familienaufstellung klar, oder wir müssen die systemische Bedeutung, die wir einer Geschichte gegeben haben, angesichts der Familienereignisse revidieren, damit sie der Einsicht dient.

Es ist die Gruppenseele, die führt, nicht der Therapeut. Das gilt für die Familienaufstellung ebenso wie für die Geschichtenmethode. Und wir entlocken der Gruppenseele kein Geheimnis, wenn sie nicht bereit ist, es ans Licht zu lassen für eine gute Lösung.

Man muss dem Zufall trauen oder auch der Fügung, dass zur rechten Zeit das offenkundig wird, was löst. Es ist wie beim Märchen *Rumpelstilzchen*: Ist die Not groß, findet sich manchmal das rettende Wissen.

„Ach wie gut, dass niemand weiß…" damit verbergen wir gerne Namen und Schicksale, die schmerzen, ängstigen, bedrohen, beschämen und ungelegen kommen. Doch wir bleiben dabei in Bezug auf die Wirkung des Verbergens in unserem engen Horizont gefangen und können die weitergehende Wirkung nicht sehen. Weil sich die schicksalhafte Wirkung des Im-Verborgenen-Halten von Ereignissen nicht gleich zeigt, meinen wir vielleicht, dass sich Geheimhaltung lohnt. Doch „die Sünden der Väter rächen sich bis zu den Enkeln und Urenkeln" oder auch bis ins siebte Glied, wie es in der Bibel heißt. Und die Erfahrungen mit den Verläufen von Schicksalen und ihren Wirkungen über mehrere Generationen, wie sie sich im Familien-Stellen so eindrucksvoll zeigen, bestätigen dies.

Ein Ehepaar kam in die Eheberatung. Auf die Frage des Beraters, was ihr Anliegen sei, kamen zunächst lauter nebensächliche Dinge zur Sprache. Der Berater bemerkte aber, dass die Frau unterschwellig zu ihrem Mann hin sehr aggressiv war, im Tonfall der Sprache und in der Gestik. Er sprach das an, worauf der Mann aufstrahlte und sagte: „Genau das ist es. Meine Frau ist oft so aggressiv zu mir, und ich weiß nicht, wieso." Eigenartigerweise stimmte die Frau dem zu und meinte: „Was mein Mann sagt, das stimmt. Ich fühle mich wirklich oft sehr wütend ihm gegenüber. Aber auch ich weiß nicht, wieso." Die Informationen zu den Ereignissen in ihrer Ehe führten zu keiner Klärung, und der Berater schlug der Frau vor, in ein Selbsterfahrungsseminar zu kommen.

In dem Seminar fragte der Berater nach den Skriptgeschichten. Diese Frau nannte „Rumpelstilzchen" und einen wenig bekannten Film, in dem eine Frau ihre Familie verlässt und mit anderen Frauen auf einem anderen Kontinent ein ungewöhnliches Leben führt.

Der Berater erkundigte sich auf Grund der Geschichten, ob in ihrer Herkunftsfamilie eine Frau fehle. *Rumpelstilzchen* bezieht sich nämlich meist auf eine vom Vater weggegebene Tochter.

Ihre Antwort war: „Das kann höchstens die erste Frau meines Großvaters sein. Mein Großvater hat sich von ihr scheiden lassen, was damals sehr ungewöhnlich war, und über diese Frau durfte nie gesprochen werden." Der Berater sagte: „Vielleicht ist es die, aber frag noch mal bei deinem Vater nach." Am nächsten Tag erzählte sie in der Runde, dass sie ihren Vater angerufen habe, und ihre beiden Töchter hätten das Gespräch mitgehört. Ihr Vater habe das mit der ersten Frau seines Vaters bestätigt und dazu gesagt: „Aber weißt du, dass es aus dieser ersten Ehe meines Vaters ein Kind gibt, eine Tochter? Ich habe sie nie gesehen und wollte sie immer schon suchen. Sie ist ja meine Schwester. Ich weiß nur ihren Namen, Rosa heißt sie." Da sagte der Berater zu der Frau: „Sie ist es, die fehlt. Weißt du noch, was du zu mir in der Beratungsstunde mit deinem Mann zusammen gesagt hast, als ich die Personalien erfragt habe?" Sie konnte sich nicht erinnern, aber der Berater hatte sich ihren Satz gemerkt, weil er so seltsam war. „Du hast gesagt: Ich habe zwei Töchter, die ältere ist neun. Ich wußte schon mit sechs Jahren, dass ich einmal meine erste Tochter Rosa nennen werde."

Die Frau war sehr betroffen. Denn die Dynamik in der Familie war plötzlich klar: Die Wut auf ihren Mann hatte mit ihrem Mann überhaupt nichts zu tun. Sie galt dem Großvater. Der hatte sie sozusagen verdient, weil er seine erstgeborene Tochter aus der zweiten Familie und aus seinem Leben ausgeklammert hat. Die Frau als deren Nichte trägt nun – in einer doppelten Verschiebung – die Wut für diese Tante, von deren Existenz sie nichts wußte oder die sie ganz vergessen hatte. Die kleine Rosa schließlich kam in die Rolle, diese Tante über den gemeinsamen Namen in der Familie zu halten. Sie hatte nach dem Telefonat ihrer Mutter sofort ausgerufen: „Mama, diese Tante suchen wir."

Viele Lösungen ernsthafter Probleme, die sich aus Schicksalsbindungen ergeben, setzen das Wissen um die Schicksale der Zugehörigen voraus. Dieses Wissen wirkt häufig schon aus sich heraus klärend und lösend, ohne weitere Bemühung. Die Einsicht geht einen Schritt weiter. In ihr leuchtet – oft nur für einen kurzen Moment – der Zusammenhang auf, der Ereignisse in der Familiengeschichte verbindet und einen selbst in sie einbindet. In der Lösung müssen wir aber häufig noch einen Schritt weitergehen. Es braucht den Schritt von der blinden Liebe zur sehenden Liebe. Die gleiche Liebe, die uns über die Schicksalsbindung und Verstrickung in ein tiefes Problem gebracht hat, schlägt jetzt die Augen auf, schaut auf die Person, in deren Schicksal sie wissentlich oder unwissentlich einzugreifen versucht hat, nimmt diese Person als ein Gegenüber und damit als eigenständige Person mit ihrem persönlichen Schicksal wahr, und lässt die Liebe zu ihr fließen. Jetzt können wir erkennen, dass der andere auch liebt, dass er sein Schicksal selber tragen will und dass er freundlich ist und sich freut, wenn in uns das Leben gut weitergeht.

Im Blick auf die Toten geht das häufig leichter. Denn die Toten sind fast immer freundlich, sobald sie gesehen und gewürdigt werden und die Lebenden mit ihnen versöhnt sind. Die Lebenden lassen sich manchmal in der Realität nicht mit Liebe anschauen und schauen auch nicht immer mit Liebe zurück, wie zum Beispiel der Vater, der sein lediges Kind nicht sehen will. Vielleicht will er durch den Kontakt seine jetzige Familie nicht belasten. Vielleicht ist er im Kind seiner Mutter böse. Vielleicht ist er in seinem Herzen hart und unnachgiebig geworden.

Dem erwachsenen Kind bleibt dann oft nur das Anschauen des Vaters als Gegenüber in der Vorstellung oder auf einem Foto. Dem Anschauen von Angesicht zu Angesicht aber muss es sich stellen, mit der Liebe, die immer da ist, und sei sie noch so verborgen und mit dem Schmerz, den das manchmal mit sich bringt. Die Aufstellung kann da eine große Hilfe zur Klärung und Lösung sein.

Wenn es aber irgendwie geht, braucht es für die gute Lösung das reale Gegenüber. Die Seele ruht nicht, bis alle, die zu einem System gehören, auch dazugehören können. Und dieses Dazugehören-Können ist etwas Reales, nicht nur etwas Vorgestelltes, auch wenn manchmal die Zugehörigkeit nur mehr in der Seele, aber nicht mehr von Angesicht zu Angesicht vollzogen werden kann. Deshalb müssen für eine gute Lösung meist die fehlenden Personen gesucht und zu ihnen ein realer Kontakt aufgebaut werden.

Eine Frau war in einer Gruppe. Sie verhielt sich äußerst aggressiv. Man musste sie in ihrer Aggressivität sofort stoppen, damit sie nicht die Wut der Gruppe zurückbekam. Als Geschichte nannte sie *Rumpelstilzchen*. Sie hatte aber keine entsprechende Information über eine weggegebene Tochter in ihrem Familiensystem. Als sie ihre Familie aufstellte, ging sie so lieblos mit den Stellvertretern um, dass der Therapeut abbrechen musste. Die Frau war ihm dafür sehr böse, blieb aber bis zum Schluss des Seminars. Ein Jahr später kam sie wieder in eine Gruppe. Wieder wirkte sie sehr aggressiv. Diesmal stellte sie ihre Familie mit mehr Gefühl auf, aber die Stellvertreter konnten sich nicht richtig einfühlen, und wieder brach der Therapeut die Aufstellung ab. Wieder war die Frau dem Therapeuten böse, blieb aber bis zum Schluss des Kurses.

Etwa ein halbes Jahr später bat die Frau den Therapeuten um ein kurzes Gespräch. Als sie kam, wirkte sie sehr verändert. Ihre ganze Aggressivität schien verschwunden. Sie habe etwas entdeckt, sagte sie ohne Umschweife. Ihre Mutter sei gestorben, und sie habe ihr Haus geerbt. Als sie den Speicher aufräumte, habe sie einen alten Vertrag gefunden, den die Großmutter mit einer Frau geschlossen hatte, zu der der Großvater offensichtlich in der Ehe ein Verhältnis hatte und die von ihm mit einer Tochter schwanger geworden sei.

Die Großmutter hatte in diesem Vertrag dieser Frau ein kleines Erbe vermacht unter der Bedingung, dass ihre Tochter nie in der Familie erscheinen dürfe.

Als die Frau das erzählte, strahlte sie, und der Therapeut sagte: „Such diese Tante!" Einige Tage später kam sie wieder kurz beim Therapeuten vorbei und berichtete: „Ich habe die Tante gefunden. Das ging ganz schnell. Ein paar Stunden, nachdem ich von dir das letzte Mal weggegangen war, hatte ich sie am Telefon. Sie war so böse am Telefon." Die Frau selbst aber strahlte. Und als der Therapeut meinte, sie solle den Kontakt aufrechterhalten, erwiderte sie: „Das tue ich sowieso!" und lachte fröhlich.

Ihre ganze Aggressivität war abgefallen und durfte sich jetzt dort zeigen, wo sie auch am Platz und gemäß ist, bei ihrer Tante. Und so durfte in der Familie noch etwas seinen Frieden finden.

Kapitel II

Die Vorgehensweise

1) Die erfragten Geschichten

Die Geschichten, die auf der Suche nach der Schicksalsbindung erfragt werden, sind literarische Geschichten. „Literarisch" bezieht sich hier im weitesten Sinn auf vorgegebene Geschichten im Gegensatz zu persönlichen Erlebnissen oder zu Geschichten, die von den Eltern als Gute-Nacht-Geschichten erfunden wurden.

Für das Kind sind das in erster Linie Märchen oder andere Kindergeschichten, wie die *Struwwelpeter*-Geschichten oder *Max und Moritz*, Kinderschallplatten und Kinderfilme wie *Pumuck*l, *Räuber Hotzenplotz*, *Jim Knopf* oder *Lassie* und Ähnliches. Auch Kinderlieder oder bestimmte Spruchgeschichten wie *Hoppe, hoppe, Reiter* können in Frage kommen.

Für den Erwachsenen sind es Romane, Kinofilme, Fernsehfilme, Opern, Operetten, eine Ballade vielleicht oder auch ein Gedicht, ein Lied oder eine Biografie und sonstige Formen von Geschichten.

Wichtig ist, dass die Geschichten ein Minimum an Handlung aufweisen, dass mindestens eine handelnde Person erkennbar wird, dass sie nicht rein philosophisch, psychologisch oder sonst irgendwie fachlich ausgerichtet sind und dass sie nicht einen über unmittelbar menschliche Beziehungen hinausgehenden Kontext haben, wie manche Sagen und Mythen. Diese sind meist zu „groß" für individuelle Schicksale. Man muss das dann im Einzelfall vom „Gefühl" her entscheiden, ob sie „passen".

2) Die persönlich bedeutsamen Geschichten

Persönlich bedeutsam sind die Geschichten, die uns irgendwie nicht loslassen, die uns im Innersten ansprechen. Meist wissen wir nicht, warum sie uns so berühren. Manchmal ist es uns peinlich, welche Geschichten wir als bedeutsam erinnern, weil sie uns banal oder so melodramatisch erscheinen, wie vielleicht die Filme *Dr. Schiwago, Vom Winde verweht* oder *Die Dornenvögel*. Manche für uns bedeutsame Geschichten fallen uns ein, wenn wir nach „Lieblingsgeschichten" gefragt werden, andere, wenn wir Geschichten suchen, die uns besonders geängstigt haben. Die meisten Geschichten kommen uns spontan als erstes ins Bewusstsein, wenn wir nach ihnen gefragt werden.

Manche Geschichten zeigen sich auch erst im Verlauf einer gewissen Zeit, wenn wir irgendwie aufgeschlossener für die Suche nach den für uns bedeutsamen Geschichten geworden sind. Wichtig ist, dass die Geschichten uns gefühlsmäßig ansprechen und uns ein Gefühl vermitteln, das wir kennen und häufiger an uns entdekken. Vielleicht haben wir einen Film immer wieder mit einer ähnlichen Gefühlsintensität angeschaut. Vielleicht wollten wir als Kind ein Märchen immer wieder hören, und wir haben ein bestimmtes Bild aus dem Märchenbuch im Gedächtnis, das wir immer wieder betrachtet haben. Manchmal erinnern wir nicht die Geschichte, sondern nur ein Bild oder eine Szene oder einen Titel. Und doch wissen wir, die Geschichte spricht uns irgendwie an.

3) Das Finden der Geschichten

Die einfachste Art, jemanden seine Geschichten finden zu lassen, ist die einfache Frage: „Welches Märchen oder welche andere Geschichte hat dich als kleines Kind am meisten beeindruckt?" Oder: „Welcher Film, welcher Roman oder welche Oper hat dich als Erwachsenen am meisten beeindruckt?"

Natürlich kann man diese Frage auch etwas vorbereiten, oder man schiebt eine Erklärung nach, warum man diese Frage gestellt hat. Nützlich ist häufig der einfache Hinweis, dass wir die Schicksalsbindung, in die wir hinein verwoben sind, in den Geschichten wiederfinden, die uns im Verlaufe unseres Lebens besonders beeindrucken, und dass deswegen das Finden dieser Geschichten eine Hilfe sein kann, um die Schicksalsbindung aufzudecken. Mehr muss man nicht erklären, da die Methode dort sich selbst erklärt, wo ein klarer Bezug zwischen Geschichten und Familienschicksal gefunden wird.

Die Suche nach den richtigen, uns berührenden Geschichten geht vielleicht tiefer, wenn wir sie in eine kurze Vorstellungsübung oder Trance einbauen. Hier ist dem Einfallsreichtum des Therapeuten viel Raum gegeben. Der eine lässt die Kursteilnehmer an einer Märchenbühne vorbeispazieren und im Vorübergehen einen zufälligen Blick auf das Plakat werfen, das anzeigt, dass gerade das Lieblingsmärchen aus der Kindheit gespielt wird.

Ein anderer mag die Kursteilnehmer in einer Imagination als Erwachsene dort hinführen, wo sie als kleine Kinder zu Hause waren, um auf sich selbst als kleines Kind aufzupassen, weil die Eltern ausgegangen sind. Und das kleine Kind wünscht, dass ihm eine bestimmte Geschichte vorgelesen oder erzählt wird, und der Erwachsene erlebt in sich als dem kleinen Kind das zur Geschichte gehörige Kindergefühl.

Oder man lässt in der Mitte des Kursraumes zwei Waschkörbe imaginieren, die voll von Briefumschlägen sind, in denen Karten stecken. In dem einen Korb stehen auf den Karten jeweils die verschiedensten Kindergeschichten, in dem anderen jeweils die verschiedenen Erwachsenengeschichten. Die Teilnehmer ziehen in der Vorstellung jeweils den Umschlag mit ihrer Geschichte und lassen sich überraschen, welche sich nach dem Öffnen der Umschläge zeigt.

4) Die Zahl der erfragten Geschichten

Wie in der Einführung erwähnt, wurde ursprünglich in der von Berne herkommenden Skriptanalyse nach vier Geschichten gefragt: eine Geschichte aus der frühen (etwa fünf Jahre) und eine aus der späten Kindheit (zirka zwölf Jahre), eine aus dem Jugendalter und eine aus den letzten Jahren des Erwachsenenalters, die aber nicht zu „frisch" sein sollte. Bert Hellinger hatte das so übernommen, und wir, die Verfasser, hatten das so bei ihm kennengelernt. Da in den Kursen noch keine oder erst wenige Familien aufgestellt wurden, war noch genügend Raum für diese mehr Zeit beanspruchende Form der Geschichtenarbeit. Sie war oft sehr beeindruckend in ihrer Stringenz.

Da bat einmal ein junger Mann um Hilfe, der als Kind an Waschzwang litt und als Student wieder in ein zwanghaftes Verhalten fiel.

Er musste beim Autofahren und auch, wenn er zu Fuß ging, alle Augenblicke anhalten, um nachzusehen, ob er nicht jemanden umgefahren oder umgerannt hatte. Dazu kamen homoerotische Neigungen, die ihn erschreckten. Verhaltenstherapeutische Methoden hatten ihn nicht weiter gebracht. In den Selbsterfahrungskursen schlief er immer beinahe ein. In einer Einzelsitzung wurde er nach vier Geschichten gefragt. Er brachte sie in die nächste Stunde schriftlich mit. Die genaue Erinnerung an die Geschichten ist dem Therapeuten verloren gegangen. Aber in der ersten Kindergeschichte, einer Art Märchen, erschoss eine Königstochter einen Jäger mit dem Pfeil. In den anderen drei Geschichten kam in verschiedenen Variationen immer ein Mann im Feuer ums Leben. Zunächst schien ein Zusammenhang damit zu bestehen, dass seine Mutter vor der Ehe schon einmal eine Beziehung zu einem Mann und von diesem einen Sohn hatte. Bei einem Bombenangriff kam dieser Bruder zusammen mit den Großeltern ums Leben, während die Mutter gerade außer Haus war.

Aber der Blick auf dieses Schicksal, das Hereinnehmen des Bruders und der Verzicht, das Schuldgefühl der Mutter zu übernehmen – sie fühlte sich in seiner Vorstellung schuldig, weil sie bei dem schrecklichen Ereignis nicht da war und nicht helfen konnte –, führten nicht recht weiter. Er erkundigte sich aber dann in der Verwandtschaft nach dem Vater seines Bruders und erfuhr, dass dieser in der Endphase des Krieges in einer entfernten Stadt bei der Heimwehr als Feuerwehrmann war und am Ende des Krieges zu seiner Mutter zurückkam. Er erfuhr von dem Bombenangriff und seiner schrecklichen Wirkung, wollte aber seine Mutter auch nach dem Schicksalsschlag heiraten. Seine Mutter wollte aber nicht, es hieß, weil der Mann durch Brandwunden, die er bei einem seiner Einsätze erlitten hatte, in seinem Gesicht völlig entstellt war.

Mit diesem Mann nun fühlte er sich verbunden, und das Wissen um sein Schicksal löste seine Zwänge weitgehend auf. Seine homoerotischen Ängste allerdings verstärkten sich eher. Vielleicht wollte er für seine Mutter auf verschobene Weise am Vater seines Bruders etwas gutmachen.

Seit in den Seminaren – und auch in den Einzelsitzungen mit Hilfe von Figuren – das Familien-Stellen in den Vordergrund gerückt ist, fragen wir nur noch nach zwei Geschichten, einer frühen Kindergeschichte und einer Erwachsenengeschichte. Manchmal konzentrieren wir uns auch nur mehr auf eine einzelne Geschichte, meist die Kindergeschichte, manchmal die Erwachsenengeschichte. In Bezug auf die Schicksalsbindung ist das völlig ausreichend. Will man genauer mit dem Lebensskript arbeiten, können die vier Geschichten eindrücklich die Entwicklung im Lebensplan verdeutlichen. Aber es zeigt sich immer mehr, dass die Konzentration auf das Wesentliche in der Schicksalsbindung für die Lösung völlig ausreicht und dass, gerade im Zusammenhang mit einer Familienaufstellung, vier Geschichten eher ein Zuviel an Information liefern, den Blick auf das Wesentliche verstellen und die Kraft des Minimalen schmälern.

Die Kindergeschichte gibt meist das Familienthema vor, um das es geht, und die Person, mit der man im Schicksal verbunden ist. *Der Zinnsoldat* weist zum Beispiel auf einen Soldaten hin, den Vater oder einen anderen Mann, der die geliebte Mutter verlassen muss.

Die Erwachsenengeschichte hat manchmal eine ähnliche Funktion wie die Kindergeschichte, vor allem, wenn sie auch märchenhaft oder sehr symbolisch ist. *Narziß und Goldmund* zum Beispiel bezieht sich auf einen Mann, der die fehlende Mutter sucht. *Siddharta* verweist auf einen Mann, der durch die Höhen und Tiefen des Lebens geht und den Wert des gewöhnlichen Lebens erst schätzen lernt, als es zu spät ist.

Häufig geben die Erwachsenengeschichten aber nähere Hinweise auf das Familiengeschehen, in das man hineingebunden ist, oder auch auf den persönlichen Entwicklungsstand im persönlichen Lebensplan.

Carsten zum Beispiel nannte als seine Kindergeschichte *Der Zinnsoldat*. Sie bezog sich auf seinen Vater, der aus einer Offiziersfamilie mit langer Tradition stammte. Vor und während des Krieges war er völlig in der Aufgabe militärischer Planung aufgegangen. In einer außerehelichen Beziehung verliebte er sich in eine junge hübsche Frau und zeugte mit ihr Carsten, seinen einzigen Sohn. Der Vater blieb aber bei keiner seiner Frauen. Er adoptierte Carsten und sorgte immer gut für dessen Erziehung. Er selbst aber lebte letztlich immer allein im Dienst seiner Aufgabe.

Als Erwachsenengeschichte erinnerte sich Carsten an den Film *Auf Messers Schneide*. Ein Mann verläßt darin seine Familie, um in Asien in ein Zenkloster zu gehen. Obwohl Carsten seinem Vater schwere Vorwürfe machte, weil er das Familienleben völlig seinem

Beruf geopfert hatte, war er dabei, es ihm gleichzutun. Wie der Mann in dem genannten Film wollte er seine Frau und sein Kind verlassen, um in einen indischen Ashram zu gehen.

5) Der Zeitpunkt für die Frage nach den Geschichten

Der Zeitpunkt der Frage nach den Geschichten bleibt dem Therapeuten überlassen und ist abhängig von der Art der Kursgestaltung oder der Art und Weise, wie jemand in Einzel- oder Paarsitzungen arbeitet.

Es gibt Therapeuten, die sich vor einem Seminar von den Teilnehmern die wichtigsten persönlichen Daten und Informationen zur Familie zuschicken lassen. Sie fragen dann vielleicht auch gleich im Vorfeld nach den Geschichten. Andere stellen die Frage nach den Geschichten an den Anfang eines Kurses als Vorbereitung auf die Arbeit mit der Schicksalsbindung. Man kann aber auch erst dann nach einer Geschichte fragen, wenn man mit jemandem arbeitet und sich von der Geschichte einen weiterführenden Hinweis erhofft, weil die bisher gegebenen Informationen nicht tragen. Oder die Arbeit zum Beispiel mit einer Aufstellung wirkte nicht lösend, und man findet über die Geschichte vielleicht einen Faden, der weiterführt.

6) Das Erkennen der „richtigen" Geschichten

Nicht mit allen Geschichten, welche die Befragten nennen, kann der Therapeut sinnvoll arbeiten. Wie kann er erkennen, dass die Geschichten, die genannt werden, auch eine tiefgehende Bedeutung haben und einen Hinweis auf die Verknüpfung im Familienschicksal geben?

Das ist nicht ganz klar zu beantworten. Es braucht hier ein Fingerspitzengefühl des Kursleiters und Therapeuten und eine gewisse Erfahrung in der Wahrnehmung der Art und Weise, wie Personen ihre Geschichte sagen oder kurz erzählen. Manchmal „sieht" man die Stimmigkeit der Geschichte an der äußeren Erscheinung einer Person: Man kann den „Wolf" sehen, der sich hinter seinem Vollbart versteckt, oder das einsame und verträumte Mädchen *Momo* oder das *Rotkäppchen* mit seinem verführerischen Rouge auf den Wangen. Häufig ist das Erzählen einer Geschichte von einem untrüglichen Lächeln begleitet, und man spürt sofort das innere Einverständnis mit der Geschichte und dem verdeckten persönlichen Lebensplan.

Es kommt auch vor, dass jemand selbst die genannte Geschichte sofort wieder als unwesentlich verwirft, aber auf eine verdächtige Weise. Eine Frau zum Beispiel nannte als Kindermärchen *Das hässliche kleine Entlein* und wischte es sofort mit ihrer Handbewegung und einer abschätzigen Mimik wieder vom Tisch. Als der Therapeut aber auf die Bedeutung des Märchens hinwies, nämlich ein „untergeschobenes Kind", da stutzte sie und sagte: „Ich habe erst vor einem Jahr erfahren, dass ich einen anderen Vater habe, als den, bei dem ich aufgewachsen bin."

Wenn der Therapeut die systemische Bedeutung einer Geschichte benennt und die betreffende Person sofort eine Entsprechung im Schicksal einer Person in der Familie entdeckt, berührt diese Übereinstimmung meist sofort, und die weitere therapeutische Arbeit kann auf eine klare Betroffenheit aufbauen. Man muss aber damit rechnen, dass das über die Geschichte ans Licht drängende Schicksal noch verborgen ist und eine zunächst unberührte Reaktion eines Klienten noch kein Hinweis darauf ist, dass die Geschichte nicht „stimmt". Man wartet im weiteren Verlauf der therapeutischen Arbeit, ob sich noch Stimmiges und Weiterführendes von den Geschichten und den Familienschicksalen her zeigt.

Der beste Hinweis, ob eine Geschichte stimmig ist, zeigt sich in einer gewissen Kraft und Spannung, wenn ihr Titel genannt oder sie ganz kurz erzählt wird, und natürlich dann, wenn man mit der Geschichte sofort „fündig" wird. Man muss aber für Überraschungen offen bleiben, und manche „Bedeutungslosigkeit" einer Geschichte ergibt sich nur aus der unzutreffenden „Deutung" der Geschichte, und alles ändert sich, wenn sich vielleicht im Zusammenhang mit den Ereignissen in einer Familie die „richtige" Deutung ergibt.

Eine Frau, die ältere von zwei Schwestern, nannte als Geschichte: *Schneeweißchen und Rosenrot*. Als der Kursleiter zu ihr sagte: „Das bedeutet: zwei Frauen, ein Mann. Und nur eine kann den Mann kriegen", da hatte es keinerlei Resonanz bei der Frau. Sie schüttelte nur ihren Kopf und nannte ein Kinderlied, das wohl bedeutsamer gewesen sei. Über die Aufstellung wurde aber eine starke Rivalität der beiden Schwestern um den Vater deutlich, und die Frau erzählte folgende Geschichte: Ihr Vater war im Krieg und kam, ganz verwildert, wie sie sich erinnerte, zu seinem letzten Heimaturlaub nach Hause – er ist später gefallen. Als die Eltern während dieser Zeit einmal mit den beiden Mädchen im Bett lagen und dachten, die Kinder schliefen noch, fragte die Mutter den Vater: „Welche deiner Töchter magst du lieber?", und der Vater sagte zögerlich: „Ich glaube, die jüngere". Die Frau hatte damals aber diese Bemerkung mit geschlossenen Augen mitgehört. Miteinander oder mit der Mutter haben die Geschwister aber nie darüber gesprochen. Das war das Ereignis, was in dem Märchen *Schneeweißchen und Rosenrot* hochgekommen war.

Häufig erwähnen die Befragten mehrere Kinder- oder auch Erwachsenengeschichten. Für eine konzentrierte Arbeit braucht es aber möglichst den Blick auf jeweils nur eine Geschichte.

Eine Hilfestellung für die richtige Auswahl kann dann sein, wenn der Therapeut die Person bittet, die verschiedenen Geschichten gewissermaßen im Raum vor sich aufzustellen und zu schauen, welche irgendwie am nächsten steht und am meisten das Gefühl anspricht. Häufig hilft diese Imagination, eine Entscheidung zu finden. Man kann aber auch warten, bis sich im Verlauf eines Kurses eine Geschichte deutlicher herausschält oder übernimmt als Therapeut selbst die Initiative, wenn man fühlt, welche Geschichte in Bezug auf die Person die größere Kraft hat. Oft verhilft auch das Zusammenpassen von Kindergeschichte und Erwachsenengeschichte zu einer Entscheidung. Letztlich ergibt die Übereinstimmung mit dem Familienschicksal und die Betroffenheit der jeweiligen Person den Maßstab, welche Geschichten die „richtigen" sind.

Auf einen wichtigen Punkt sei hier noch verwiesen: Manche Personen finden gar keine Geschichten. Sie erinnern sich nicht oder sagen, sie würden nicht lesen oder keine Filme anschauen, oder in ihrer Kindheit sei nichts erzählt oder vorgelesen worden. Sie sind dann meist entlastet, wenn man ihnen sagt, dass die Frage nach den Geschichten nur eine Methode unter anderen ist und dass man die Geschichten nicht unbedingt brauche, um zu Lösungen zu kommen.

Es steht für eine Lösung ja auch beileibe nicht immer der Blick in die Vergangenheit im Vordergrund. Ein Bestehen auf dem Finden von Geschichten würde dann nur ablenken. Der Blick auf die Geschichten muß eingebunden sein in die vorgängige Offenheit und Lösungsbezogenheit der therapeutischen Arbeit und andernfalls zurückstehen.

7) Die systemische Bedeutung der Geschichten

Die Deutung der Geschichten für den jeweiligen Familienzusammenhang haben wir weitgehend von Bert Hellinger übernommen.

Sie sind mündlich aus vielen seiner Kurse tradiert. Andere Deutungen haben sich aus unseren eigenen Kursen ergeben. Wenn man einmal versteht, worauf man in den Geschichten achten muß, wenn man ihren systemischen Gehalt sucht, liegt dieser häufig auch ganz nahe.

Wir haben eingangs schon einmal darauf hingewiesen, dass der wesentliche Bezug auf Familienereignisse und Familienschicksale in den Geschichten nicht beliebig ist. Viele Geschichten erlauben aber eine gewisse Variationsbreite in dem, worauf sie verweisen, und sie lassen natürlich eine Vielfalt in den Formulierungen zu, mit denen wir ihren wesentlichen systemischen Bezug in Worte fassen.

Es gibt zwei wichtige Kriterien, wenn man die Geschichten in Bezug auf die Bindung im Schicksal deutet: Was bringt den spezifischen Handlungsverlauf in Gang, und welche Person steht dabei im Mittelpunkt? Bei *Hänsel und Gretel* zum Beispiel ist es ganz klar, dass es um ein Kind beziehungsweise Kinder geht, die früh von zu Hause weg müssen, weil die Eltern sie nicht mehr ernähren können. Das Mitgefühl gilt den beiden Kindern. Der Hintergrund aber ist bedeutsam: Der Vater kann aus Armut die Familie nicht mehr ernähren, und das Überleben der Eltern hat Vorrang vor dem Überleben der Kinder. So formulierte Bert Hellinger das Wesentliche dieses Märchens als: „Kinder verlassen ihre Eltern, damit die Eltern überleben können."

Der Bezug zu einer realen Familiengeschichte stellt sich dort her, wo jemand selbst oder ein Elternteil in dieser Situation war. Ein Mann beispielsweise, der *Hänsel und Gretel* als sein Kindermärchen nannte, war von seinen Eltern, die kaum Geld hatten und ihre Schulden nicht mehr bezahlen konnten, zu einer kinderlosen Tante gegeben worden, die dafür die Schulden der Eltern übernahm. Oder manchmal wird dieses Märchen genannt, wenn Vater oder Mutter als Kind von armen Bauern schon mit zehn oder zwölf Jahren zum Arbeiten auf einen anderen Bauernhof mussten.

Das, worauf Kinder in diesem Märchen schauen, das Hexenhäuschen und die Hexe und die Ereignisse dort, ist für die systemische Deutung unerheblich. Diese Einzelheiten stehen zwar subjektiv im Zentrum der kindlichen Aufmerksamkeit; sie verdecken aber objektiv gesehen das eigentliche Motiv, warum sie dieses Märchen immer wieder hören möchten. Das ist nun freilich eine Behauptung, die sich nur aus der erfolgreichen späteren Arbeit mit den

Geschichten aufrechterhalten lässt. Wir wissen meist nicht, was im Kind wirklich vorgeht, wenn es ein Märchen hört und liebt oder fürchtet.

Aus der Arbeit mit den Geschichten heraus können wir wahrnehmen, was in einer Geschichte für die Schicksalsbindung unerheblich ist, und was zählt. Es ist daher anzunehmen, dass Geschichten für Kinder – natürlich unter anderem – dazu dienen, dass durch sie ein wesentliches Ereignis ihres in der Familie eingebundenen Lebens oder eine fremde Not ans Licht kommt, aber auf eine verdeckte und verborgene Weise. Viele Geschichten ermöglichen dem Kind, mit dem Schlimmen auf eine Weise umzugehen, dass es gut ausgeht, dass die Illusion einer rettenden Lösung aufrechterhalten werden kann. Oder sie erlauben einfach ein Mitgefühl mit einem Familienmitglied, das in der Verschiebung auf eine Geschichte leichter zu leben ist.

Worum es in einer Geschichte für unseren Zusammenhang geht, finden wir meist in ihrem Anfang. In *Der Wolf und die sieben jungen Geißlein* steht das Wesentliche zum Beispiel schon im zweiten Satz. Da sagt die Mutter nämlich zu den Kindern: Kinder, lasst den Vater nicht herein. Der Wolf repräsentiert den Vater oder häufig auch schon einen Großvater, den die Mutter zusammen mit den Kindern ausschließt. Das wird von den Betroffenen meist auch sofort bestätigt. Bei den Erwachsenengeschichten ist der Ausgangspunkt für die wesentliche Dynamik in der Geschichte oft etwas schwerer zu finden. Man muß häufig die Kindergeschichte zu Hilfe nehmen, die auf Person und Familienthema verweist.

Viele Geschichten sind in ihrem Handlungsablauf sehr vielschichtig und beinahe uferlos. Wenn man sich auf all die Facetten einer Geschichte einlassen oder auf das schauen würde, was jemand von der Geschichte erinnert, würde man sich sehr schnell im Beliebigen verlieren oder zum „Psychologisieren" greifen müssen und verlöre den Hinweis auf das Wesentliche in der Geschichte.

Eine Frau nannte in einem Seminar als ihre Kindergeschichte *Hans Bohnenstange*. Der Therapeut kannte die Geschichte nicht und ließ sie sich etwas ausführlicher erzählen. Eine Witwe lebte mit ihrem einzigen Sohn arm, aber zufrieden. Eines Sommers aber verdorrte das Gras, und ihre einzige Kuh gab keine Milch mehr. „Hans", sprach die Mutter eines Tages, „wir müssen die Kuh verkaufen. Ohne frisches Gras geht sie uns ein. Außerdem brauchen wir Geld, um uns etwas zu essen kaufen zu können." – „Schon recht", antwortete Hans, „ich treibe die Kuh auf den Markt, und für das Geld, das ich erlöse, werde ich Waren kaufen, die wir brauchen." So trieb Hans die Kuh auf den Markt, nachdem er der Mutter versprochen hatte, mindestens zwölf Pfund herauszuholen. Unterwegs traf er einen humpelnden Mann, der Hans zu einem Handel verleitete: fünf Bohnen gegen die Kuh. Hans war natürlich nicht dumm. Denn es waren Zauberbohnen, die er eintauschte. Und erst nach der Zusicherung des Mannes, dass er die Kuh zurückbekäme, falls es keine Zauberbohnen wären, willigte er in den Handel ein.

Die Mutter war natürlich entsetzt, schalt Hans einen Narren, der sie völlig ruiniert habe, und schickte ihn ohne Essen ins Bett. Die Zauberbohnen aber wuchsen bis in den Himmel, und Hans kletterte am Bohnenbaum empor. Und jetzt folgte eine Reihe von Abenteuern da oben, in denen Hans in höchste Gefahr gerät, aber immer mit Goldstücken und schließlich mit einer Henne zurückkam, die goldene Eier legte. Da mußte die Mutter erkennen, dass ihr Hans doch ein kluger Junge war.

Das Wesentliche der Geschichte war sehr schnell klar: Ein Mann gibt seinen guten Besitz für etwas Geringes weg und wird deshalb als dumm gebrandmarkt. Die Geschichte ist eine Art *Hans im Glück*-Geschichte. Die Frau, eine Brasilianerin namens Klara, wurde auch sehr schnell in ihrer Familiengeschichte fündig. Ihr Großvater mütterlicherseits hatte in Brasilien eine große Plantage. Er verkaufte diese und erwarb dafür eine Fabrik. Die ging aber sehr schnell Pleite. Die Großeltern mußten allen Besitz hergeben, unter anderem auch die schöne, große Villa, in der sie lebten, und in der Stadt in sehr bescheidenen Verhältnissen leben. Ihren Stolz hat die Großmutter nie abgelegt und auch nicht die Verachtung für ihren Mann.

Klara nannte als Erwachsenengeschichte einen Roman, in dem eine Frau ihre Heimat verlässt.

In der Aufstellung wurde deutlich, dass es Großmutter und Mutter aus dem System zieht, und Klara sagt, lieber gehe ich. Die Großmutter hatte immer davon gesprochen, dass sie zurück nach Europa wolle – ihre Familie war aus Italien nach Brasilien gekommen. Klara setzte das dann in die Tat um. Sie ging nach Deutschland und lebt hier mit ihrem deutschen Mann und zwei Kindern.

Sie wusste schon als Kind, dass sie einmal weit von Brasilien weg will. Man sah ihr den Stolz ihrer Großmutter noch an. Gleichzeitig war sie voller Mitgefühl für den Großvater, den sie als gebrochenen Mann noch kennen gelernt hatte.

8) Selbstbezug oder Fremdbezug der Geschichten

Die Geschichten verweisen auf etwas, was das Kind in seiner Familie selbst erlebt hat, oder auf etwas, was andere, Vater, Mutter, Opa, Oma, Tante oder Bruder erlebt haben, und das für andere oder einen selbst existentielle Auswirkungen hat. Wie kann man das nun unterscheiden?

Manche Geschichten erlauben sowohl den Eigenbezug wie auch den Fremdbezug. *Rapunzel* zum Beispiel ist ein weggegebenes Kind und bezieht sich häufig auf ein Kind, das vom Vater, einem Großvater oder manchmal auch von seiner Mutter weggegeben wurde. Das kann sich nun auf ein Geschwister, einen Onkel, eine Tante oder auf einen selbst beziehen, weil man vielleicht in einer Pflegefamilie oder bei den Großeltern aufgewachsen ist. Manchmal ist es wie im Märchen die Krankheit der Mutter, die den Vater veranlasst, das Kind für eine Weile zu den Großeltern oder in eine andere Familie zu geben. Es kann sogar beides der Fall sein, nämlich dass man selbst weggegeben wird wie schon früher ein Geschwister von Vater oder Mutter.

Man muss dann mit den tatsächlichen Familienverhältnissen mitgehen und schauen, was den Betroffenen berührt. Oder die Erwachsenengeschichte gibt einen zusätzlichen Hinweis, wie zum Beispiel *Siddharta* von Hermann Hesse. Hier zeugt ein Mann ein Kind, steht aber nicht zu seiner Vaterschaft, und der Zusammenhang mit *Rapunzel* legt nahe, dass es beim Vater oder einem Großvater noch ein Kind gibt, das in der Familie nicht erscheint.

Ein Kriterium dafür, dass in der Kindergeschichte fremdes Schicksal bedeutsam ist, ergibt sich aus dem Alter der Person, mit der das Kind sich über die Geschichte identifiziert. Fühlt das Kind mit einem Jugendlichen oder einem Erwachsenen mit, fühlt es nicht mit sich selbst, denn zu der Zeit, aus der die Geschichte erinnert wird, ist man ja noch ein kleines Kind. Was zum Beispiel *Hans im Glück* erlebt, erlebt kein kleines Kind. Dieses Kriterium ist aber nur eine Richtschnur, man kann sich nicht hundertprozentig darauf verlassen.

Einen anderen, zuverlässigeren Hinweis für die Unterscheidung von Selbst- und Fremdbezug in der Kindergeschichte ergibt das Schicksal der Person, mit der das Kind sich identifiziert.

In vielen Geschichten kann das Kind selbst dieses Schicksal nicht erlebt haben. Auch der frühe Tod eines Geschwisters oder eines Geschwisters der Eltern, der in dem Kinderlied: *Weißt du, wieviel Sternlein stehen* – es fehlt eben doch eines – unterschwellig angesprochen wird, kann nicht das eigene Schicksal des Kindes sein. Wenn im Märchen *Simeliberg* ein Mann, der Schätze aus der Räuberhöhle holen will, nicht mehr zurückkommt – das Thema heißt: „Ein Mann wird vermisst" –, dann kann sich das nur auf den Vater, einen Großvater oder Onkel beziehen.

Verwirrend kann es werden, wenn wir auf der Geschlechtsidentität von Kind und der Hauptperson in der Geschichte bestehen. Die ist nämlich nicht immer gegeben. Obwohl das weggegebene Kind in *Rapunzel* ein Mädchen ist, kann es in der Realität auch ein Junge sein. Nennt eine Frau dieses Märchen, identifiziert sie sich mit dem weggegebenen Kind, ob Junge oder Mädchen, und übernimmt das Gefühl, den Platz in der Familie und im Leben verloren zu haben, in das eigene Lebensgefühl als Frau. Erinnert ein Mann dieses Märchen, bezieht es sich meist auf ein weggegebenes Mädchen. *Rumpelstilzchen* bezieht sich praktisch immer auf eine weggegebene Tochter. *Dornröschen* bezieht sich immer auf eine frühere Geliebte oder Verlobte des Vaters, nie auf einen früheren Mann der Mutter, auch, wenn ein Mann dieses Märchen als seine Kindergeschichte erwähnt.

Man sammelt hier am besten seine eigenen Erfahrungen im Umgang mit den Geschichten und verlässt sich auf seinen klaren pragmatischen Verstand im Bezug darauf, was schlüssig und einsichtig ist – und bleibt offen für Überraschungen.

9) Die Verbindung der Geschichtenarbeit mit dem Familien-Stellen

Wie schon angedeutet, hat das Familien-Stellen eine Intensität und Vielseitigkeit systemischer Psychotherapie mit sich gebracht, die andere Methoden, wenn es um Bindung und Lösung geht, weit in den Schatten stellt. Es kann in Tiefen der Seele vordringen, die der Arbeit mit den Geschichten verborgen bleiben. Umgekehrt kann aber das Erfragen der Geschichten dem Familien-Stellen zusätzliche Informationen und Aspekte geben, die es aus sich selbst heraus manchmal nicht findet.

Lore, eine Frau von neununddreißig Jahren, an Krebs erkrankt, wollte unbedingt ihre Herkunftsfamilie aufstellen. Ihre Eltern lebten beide noch, und sie hatte noch eine etwas jüngere Schwester. Sie stellte ihre Familie mit den Stellvertretern folgendermaßen:

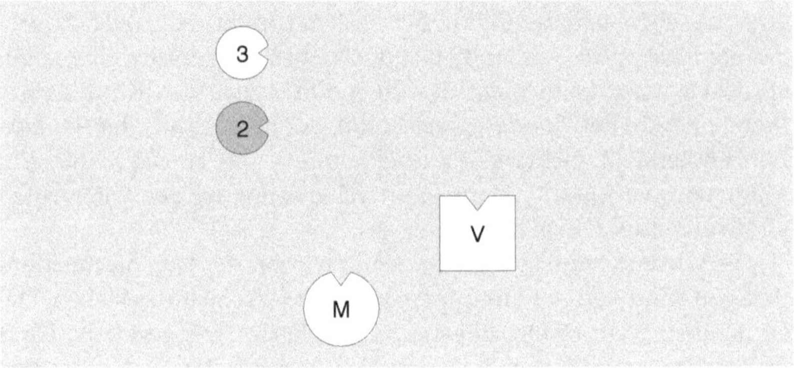

V	Vater der Kinder 1–3
M	Mutter der Kinder 2–3
2	zweites Kind, Tochter (= Klientin)
3	drittes Kind, Tochter

Auf die Frage, wie es den Stellvertretern ginge, antwortete der Vater Unverbindliches. Die Mutter aber sagte sofort und voller Kraft, es fehle jemand. Der Therapeut fragte Lore, ob jemand in ihrer Familie oder in den Familien ihrer Eltern fehle. Es fehlte aber niemand. An Schicksalen zeigte sich nichts, was sofort einen Bezug zur Aufstellung erkennen ließ. Die Mutter der Mutter war relativ früh gestorben. Doch als der Therapeut sie dazu stellen wollte, winkte die Stellvertreterin der Mutter gleich ab und sagte: „Die ist es nicht, die tut zwar gut, aber die ist es nicht. Es fehlt jemand bei meinem Mann."

Der Therapeut fragte nach einer eventuellen früheren Beziehung beim Vater, doch Lore wusste davon nichts. Der Stellvertreter für den Vater konnte nichts zu einer Klärung beitragen. Da fragte der Therapeut Lore nach ihrem Kindermärchen. Nach einer kurzen Pause des Überlegens sagte sie: *Rapunzel*. Der Therapeut stellte auf Verdacht eine Frau auf die Seite des Vaters. Da trat die Mutter einen Schritt nach vorne und sagte: „So ist es schon besser. Aber es fehlt immer noch jemand." Auf Grund des Märchens stellte der Therapeut neben die andere Frau ein Kind, ein Mädchen, das „Rapunzel". Da trat die Mutter neben den Vater und sagte: „Jetzt stimmt es!"

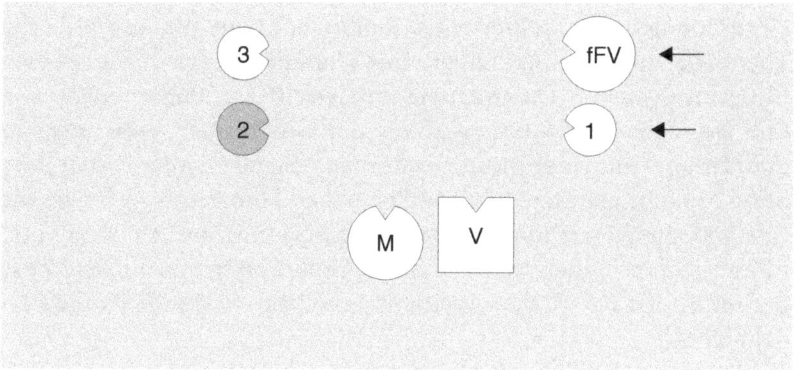

fFV (vermutete) frühere Freundin des Vaters
1 (vermutetes) erstes Kind, Tochter

Der Therapeut brach daraufhin die Aufstellung ab und sagte: „Das ist mir zu unsicher. Frag deinen Vater." Am nächsten Tag sagte Lore in der morgendlichen Runde: „Ich habe meinen Vater gefragt. Ich habe tatsächlich noch ein Geschwister, einen Halbbruder. Mein Vater hat mir erzählt, dass ihn als Siebzehnjährigen eine verheiratete Frau ins Mann-Sein eingeführt habe. Bald darauf musste er in den Krieg und kam in die Gefangenschaft. Die Geschichte mit dieser Frau hatte er fast vergessen. Er lernte einige Zeit nach seiner Heimkehr meine Mutter kennen und heiratete sie. Da erhielt er von dieser Frau einen Brief ohne Absender, in dem sie ihm mitteilte, dass aus ihrer Beziehung damals ein Kind entstanden sei, ein Junge namens Peter. Sie würde gelegentlich einmal bei ihm vorbeikommen und ihm seinen Jungen zeigen. Sie ist aber nie gekommen, und mein Vater hat es auf sich beruhen lassen."

Eine andere Frau, Bärbel, war in ein Seminar gekommen, weil sie das Gefühl hatte, sie dürfe in der Beziehung zu ihrem Freund, den sie liebte, nicht bleiben. Sie konnte sich auch nicht für ein Kind entscheiden, obwohl ihr Freund gerne ein Kind mit ihr gehabt hätte.

In einer ersten Runde nach der Vorstellung der Kursteilnehmer, nannte sie als Geschichte aus der Kindheit das Märchen *Die*

Gänsemagd. Sie wusste zunächst nichts mit dem Hinweis des Therapeuten anzufangen, dass in der Geschichte eine Frau der anderen den Mann wegnehme. In ihrer späteren Arbeit stellte sie ihr Herkunftssystem auf. Der Therapeut fragte aber vorher noch nach ihrer Erwachsenengeschichte. Sie nannte den Film *Yentl*. In diesem Film gibt sich die Tochter eines Rabbi als Mann aus, um jüdische Theologie studieren zu können. Der Therapeut fragte: „Gibt es eine Jüdin im System?" Da leuchtete im Gesicht von Bärbel etwas auf, und sie sagte: „Mein Opa war vor der Großmutter – das war vor dem Krieg – mit einer Jüdin zusammen." Seine Familie verbot ihm, diese Frau zu heiraten, weil sie Jüdin war. Hier zeigte sich also die „ausgebootete Frau" aus der *Gänsemagd*-Geschichte. Der Großvater mütterlicherseits heiratete dann die Großmutter und musste kurz darauf in den Krieg. Vom weiteren Schicksal der Jüdin wußte Bärbel nichts.

In der Aufstellung fühlte die Stellvertreterin von Bärbel weit hinter sich eine schwere Last.

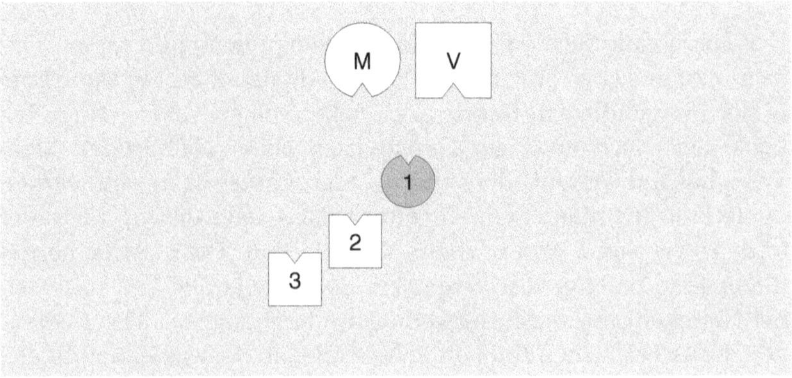

V Vater
M Mutter
1 erstes Kind, Tochter (=Klientin)
2 zweites Kind, Sohn
3 drittes Kind, Sohn

Der Therapeut stellte die Geschwister neben den Vater und bat Bärbel, sie möge die Großeltern und diese Jüdin dazu aufstellen. Sie platzierte sie folgendermaßen:

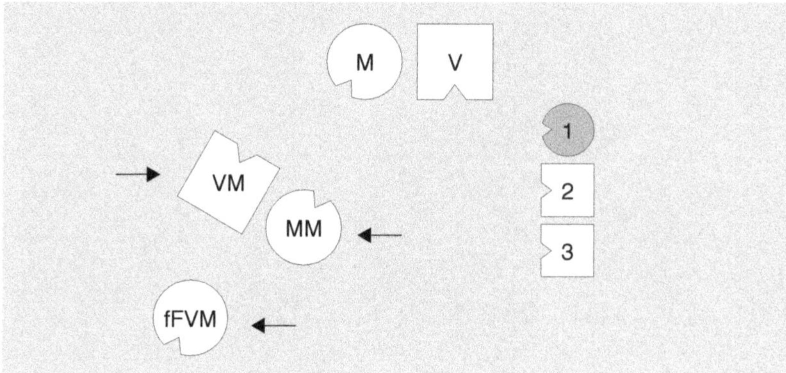

VM	Vater der Mutter
MM	Mutter der Mutter
fFVM	frühere Freundin des Vaters der Mutter, die er nicht heiraten durfte, weil sie Jüdin war

Die Großmutter fühlte sich sehr unbehaglich, und den Großvater zog es nach hinten zu der Jüdin. Die Jüdin fing sofort, als sie gestellt wurde, zu weinen an, und fühlte eine tiefe Traurigkeit. Der Therapeut drehte die Großeltern und die Jüdin um und ließ sie sich anschauen. Der Großvater ging sofort zur Jüdin und nahm sie inniglich in den Arm. Die beiden verharrten eine Weile still in der Umarmung, bis sich der Großvater löste und wieder neben die Großmutter trat, die sehr betreten schaute. Es war ihr unwohl in ihrer Haut, und sie wollte die Jüdin nicht anschauen.

Der Therapeut holte die Stellvertreterin für die Mutter und Bärbel selbst, stellte sie neben die Großmutter und bat alle vier Personen, sich vor der Jüdin zu verneigen.

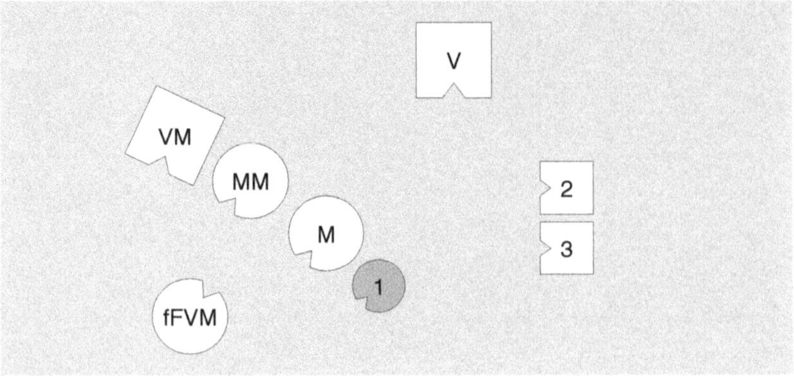

Bärbel war sehr bewegt. Auch sie ging nach der Verneigung zur Jüdin, und beide nahmen sich in den Arm. Der Therapeut ließ sie dann die Jüdin anschauen und zu ihr sagen: „Ich sehe deine Liebe, deinen Schmerz und deine Einsamkeit. Bitte gib mich frei und sei mir freundlich, wenn ich bei dem Mann, den ich liebe, bleiben kann." Dann ordnete der Therapeut das System so, dass alle einen guten Platz bekamen.

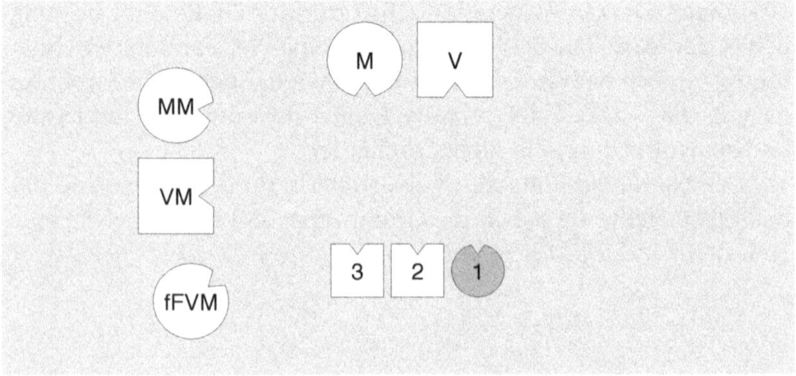

Vermutlich wäre die Jüdin in dieser Aufstellung auch ohne die Geschichten ans Licht gekommen. Die Information über ihre Existenz war ja da, und bei entsprechendem Nachfragen in der Aufstellung wäre sie wahrscheinlich auch mit ihrem Schicksal genannt worden. Die Geschichten und die Information, die sie vor der Aufstellung erbrachten, ermöglichten aber dem Therapeuten, sofort auf diese Dynamik einzugehen. Sie verhinderten mögliche Umwege in der Aufstellung, und vor allem stimmten sie Bärbel sofort auf die Person ein, mit der sie verbunden war. Sie hatte selbst gleich nach dem Aussprechen der Information gespürt, dass diese Jüdin für sie wichtig war. So ging der Prozess in der Aufstellung sehr geradlinig, leicht und auf das Wesentliche konzentriert vonstatten.

10) Die Geschichten und der geheime Lebensplan

Wenn die Geschichten das Lebensskript einer Person widerspiegeln, geben sie etwas von dem machtvollen inneren Bild oder Konstrukt wieder, mit dem eine Person schon von früher Kindheit an – zirka dem dritten bis siebten Lebensjahr – seiner Persönlichkeit eine gewisse Gestalt und seinem Leben eine gewisse Richtung verleiht. Dieses innere Bild drängt häufig nach außen und wird somit an der Persönlichkeit sicht- und erlebbar. Manchmal kann man einer Person ihre Skriptgeschichte ansehen, und man kann das in der therapeutischen Arbeit nützen – mit dem Taktgefühl, das umso nötiger ist, je tiefer sich etwas von einer Persönlichkeit zeigt.

Der Körperausdruck

Eine Frau von etwa fünfzig Jahren kam zu Beginn eines Seminars zu spät, entschuldigte sich lautstark und rauschte dem letzten freien Stuhl zu. Sie war eine „Erscheinung". Groß gewachsen, aufrecht, stolzen Schrittes ging sie durch den Raum. Ihre Kleidung wirkte übertrieben bunt und doch altmodisch. Aber am auffälligsten war ihre hochgesteckte Haartracht, in die Höhe gezogen durch ein wie eine Spitzhaube wirkendes Kopftuch. Dem Therapeuten schoss als erstes ein Bild durch den Kopf, das er aus einem Märchenbuch seiner Kindheit erinnerte. So war dort die Fee im Turmzimmer abgebildet, die Dornröschen mit ihrer Nadel in den hundertjährigen Schlaf versetzte.

Als diese Frau namens Johanna in einer Geschichtenrunde an der Reihe war, sagte der Therapeut auf das Geratewohl: „Ich sage dir, welches ich als dein Lieblingsmärchen vermute. Ich tippe auf *Dornröschen*." Da sagte sie gar nicht überrascht: „Natürlich ist Dornröschen mein Lieblingsmärchen."

Von einer früheren enttäuschten Geliebten ihres Vaters wusste sie aber nichts. Sie konnte auch niemand mehr fragen, der vielleicht Bescheid gewusst hätte. In der späteren Aufstellung ihrer Herkunftsfamilie, die ins Stocken geraten war, nahm der Therapeut auf Verdacht eine ausgeklammerte frühere Geliebte oder Verlobte des Vaters dazu, sozusagen die „dreizehnte Fee", die der König zur Taufe seiner Tochter nicht geladen hatte. Die Wirkung war erstaunlich und zutiefst berührend. Johanna stand lange vor dieser Frau. Es war, als würde sie etwas kleiner. Ihr stolzes Gehabe verschwand. Ihre Aufmachung schien das Ungewöhnliche zu verlieren. Das traumwandlerisch Sichere und doch irgendwie Entrückte und Fremde löste sich auf, und sie wurde zu einem ernsten, kleinen Kind, dem die Augen aufgehen. Nachdem Johanna lange still auf diese Frau geschaut hatte, streckte diese ihre Hände aus, ergriff Johanna an den Schultern und sagte liebevoll zu ihr: „Lass mich gehen!" Der Therapeut stellte diese Frau dann etwas zurück und weiter weg und führte Johanna neben ihre Mutter. Dort stand sie einen Moment, dann schaute sie ihre Mutter an und sagte zu ihr: „Jetzt komme ich nach Hause, Mama."

Am nächsten Tag kam Johanna „normaler" gekleidet in die Gruppe. Die Haartracht und das Kopftuch behielt sie während des ganzen restlichen Seminarverlaufs bei. Und der Therapeut dachte sich: „Damit ehrt sie die ‚Fee' noch eine Weile." Das Verhalten der Frau hatte sich aber schlagartig verändert. Sie legte das ganze irgendwie „besondere" Gehabe ab, wirkte ganz natürlich, war in die Gruppe nun sehr integriert und wurde nun häufig als Stellvertreterin in anderen Aufstellungen gewählt.

Der Therapeut brachte nichts von dem „gesehenen" Zusammenhang zwischen der äußeren Erscheinung Johannas und ihrem Dornröschen-Skript zur Sprache. Jede Erklärung würde hier dem Wandlungsprozess die Wirkung wegnehmen. Während eines Kursgeschehens kann man aber Bemerkungen einstreuen, die sich auf den Zusammenhang von äußerer Erscheinung und Skriptgeschichten beziehen, um die innere „Suchhaltung" der Kursteilnehmer auf hilfreiche Pfade zu lenken. So kann man oft von einer Verbindung von *Rapunzel* und einem langen Zopf sprechen, von *Der Wolf und die sieben jungen Geißlein* und einem Vollbart, von *Aschenputtel* und einer festlichen Tanzkleidung im Wechsel mit einer biederen Hauskleidung oder von *Allerleirauh* und dem Verstecken der Weiblichkeit und einer entsprechend verhüllenden Bekleidung. Das sind aber nur „Zutaten" zum lösenden Prozess des therapeutischen

Geschehens, die dem Therapeuten manchmal wertvolle Hinweise und Möglichkeiten der Intervention geben.

Die „Entmachtung" der Geschichten

Die Geschichten haben häufig eine verführerische Kraft. Ihre Bilder ziehen in den Bann, und die mit den Geschichten verbundenen Illusionen sind mächtig. Sie sind manchmal wirklich „Lieblingsgeschichten". Denn wir sind irgendwie stolz auf sie und geben die Verbindung mit diesen Geschichten nur ungern auf. Man kann das am Strahlen beobachten, mit dem sie genannt oder erzählt werden, und das manchmal über eine lange Strecke des Lebens beibehalten wird, soweit ein Therapeut das bei jemandem mitbekommt, der öfter als einmal in ein Seminar oder eine Beratung kommt.

Eine hilfreiche „Zutat" in dem therapeutischen Geschehen kann es sein, wenn der Therapeut die eine Geschichte prägenden „Bilder" entmachtet und irgendwie entzaubert. Er kann dies bei einem guten Kontakt zu einer Person direkt auf sie und ihre Geschichte bezogen tun oder häufig besser in allgemeinen Bemerkungen. So kann er auf das Gesicht verweisen, das der Prinz in *Dornröschen* sieht, wenn er die Prinzessin erlöst, aber feststellen muss, dass sie nicht mehr fünfzehn Jahre, sondern inzwischen hundertfünfzehn Jahr alt ist. Oder er verweist darauf, wer dem jungen Mann, *der auszog, das Fürchten zu lernen*, das Fürchten beibringt, nämlich die Frauen; oder er entzaubert *Das tapfere Schneiderlein* als einen kleinen Hochstapler, welcher vor dem gewöhnlichen Leben als kleiner Schneider flieht, und der immer Angst haben muss, dass die anderen merken, dass er nur ein kleiner Schneider und kein heldenhafter Prinz ist.

Meist halten die Märchen diese Desillusionierung selbst bereit. Nur schaut das Kind nicht darauf, sondern es schaut auf die Heldentaten der Personen, den Zauber, das Gelingen und den guten Ausgang. Wird die eigentliche Dynamik einer Geschichte ans Licht gebracht und des „Märchenhaften" entkleidet, verliert die Geschichte an Strahlkraft für das eigene Leben.

Die Umformulierung von Geschichten auf Lösung hin

Ein Kursprozess benötigt oft Verschnaufpausen angesichts der Dichte der Aufstellungen und der Schicksale. Dem dienen allgemeine Bemerkungen zu den „Ordnungen der Liebe" und zum Vorgehen bei der Arbeit mit Familienaufstellungen, Fallgeschichten und anderen lehrreichen Geschichten, und für den, der damit arbeitet, auch Umdeutungen von Märchen und anderen literarischen Geschichten. So kann der Therapeut Bemerkungen machen wie zum Beispiel zum Ehemann einer Frau, die *Schneewittchen* als ihr Kindermärchen genannt hatte: „Schau einmal deine Frau an und sag ihr: ‚Wenn du einen Mann willst, der weder ein Zwerg ist noch ein Prinz, dann hast du in mir eine gute Wahl getroffen'." Oder er erzählt das Märchen *Schneewittchen* auf neue Weise: „… der Jäger, der Schneewittchen auf Geheiß der Königin in den Wald bringen und töten sollte, bekam aber Gewissensbisse. Er brachte Schneewittchen zum König und erzählte ihm alles. Da ließ der König seine Frau, die Königin, rufen, und als sie kam, ging er auf sie zu, sah sie liebevoll an, nahm sie in seinen Arm, küsste sie auf ihren Mund und sagte zu ihr: ‚Ich habe gar nicht gemerkt, wie sehr ich dich vernachlässigt habe. Du bist meine geliebte Frau.' Dann drehte er sich seiner Tochter zu, küsste sie links und rechts auf die Wange, sah ihr väterlich in die Augen und sagte zu ihr: ‚Und du bist meine geliebte Tochter.' – Aber so wirkt dieses Märchen langweilig, und kein Prinz holt Schneewittchen aus dem gläsernen Sarg."

Wer möchte, kann in der Arbeit mit den Geschichten seine Findigkeit und Kreativität walten lassen und seinen Blick schulen für das, was aus der Illusion des geheimen Lebensplanes weg und hin zu seiner lösenden Entmachtung führt.

11) Die „Fallen" der Geschichtenarbeit

Die Arbeit mit den Geschichten hat dort ihre größte Wirkung, wo sie klar und unmittelbar eine Schicksalsbindung und die Wirkung auf das Leben einer Person aufdeckt. Zum einen wirkt lösend, dass etwas aus dem „Familienunterbewussten" oder dem „Feld" der Familienseele ins Wissen kommt, zum anderen wird dadurch der Weg leichter für die anstehenden Lebensprozesse frei, zum Beispiel das Nehmen der Eltern, Entscheidungen in Paarbeziehungen, das Sich-Einlassen auf das alltägliche Leben, das Einnehmen seines Platzes im Leben und anderes.

Wieviel „Feinarbeit" vielleicht im weiteren therapeutischen Prozess noch zusätzlich nötig ist, kann hier offen und dem jeweiligen methodischen Vorgehen des Therapeuten oder Beraters überlassen bleiben. Hier möchten wir nur noch auf einige „Fallen" eingehen, die sich aus der Arbeit mit den Geschichten ergeben, vor allem dann, wenn man sie in den Prozess des Familien-Stellens einbindet.

Die Psychologisierung der Geschichten

Märchen und andere Geschichten verleiten ähnlich wie Träume zu einer eingehenderen Deutung. Zum Beispiel kann man im Märchen *Hänsel und Gretel* auf die Szene im Hexenhaus schauen und die Bilder als einen nicht erfolgten Ablösungsprozeß von der Mutter deuten: Hänsel lässt sich sein Leben lang von der Mutter herausfüttern, und Gretel geht der Mutter ein Leben lang zur Hand. Wie sinnvoll solche und andere Deutungen auch sein mögen, sie führen häufig weg vom Wesentlichen und entwickeln meist keine lösende Kraft. Wer einmal mit der knappen und auf einen Kern des Familienschicksals verweisenden systemischen Bedeutung der Geschichten gearbeitet hat, kann sich der Spannkraft dieser Arbeit kaum mehr entziehen.

Wie beim Familien-Stellen ist es der beinahe ausschließliche Blick auf die Ereignisse und Schicksale einer Familie, der so befreiend und lösend wirkt und in der Tiefe berührt. Es reicht, wenn dabei in der Seele etwas Tiefes angesprochen wird. Jedes Zurückgehen in die Oberflächlichkeit einer Psychologisierung nimmt der therapeutischen Arbeit wieder Kraft weg und führt leicht in die Irre. Es gibt ein einfaches „Maß" dafür, wie gemäß eine therapeutische Methode in ihrer Anwendung ist: Sie muss dem „seelischen Gewicht" des Anliegens, der Not oder dem Schicksal der Person entsprechen, die Hilfe sucht. Das gilt auch für die Arbeit mit Geschichten. Es gibt Schicksale, die in einer Weise ergreifend sind, dass sie eine unmittelbare therapeutische Hinwendung verlangen, wie bei einer schweren Krankheit oder einem schweren Täter- oder Opferschicksal. Ein Eingehen auf die Geschichten entspräche zumindest zu diesem Zeitpunkt nicht dem seelischen Gewicht der Not. Wenn man mit den Geschichten arbeitet, braucht man ein Gefühl dafür, dass das seelische Gewicht von Problem und Geschichten übereinstimmt.

Das Sichverlieren in den Einzelheiten und Nebensächlichkeiten der Geschichten

Es gehört zum Wesen guter Geschichten, dass sie vieldeutig sind und immer größer bleiben als jede Deutung. Und es gehört zu guten Geschichten, dass sie vielschichtige Ereignisse und Zusammenhänge entfalten und die Sinne mit vielen Details ansprechen. Die systemische Deutung achtet aber nicht auf die komplexe Fülle in den Geschichten. Sie sucht den roten Faden, das, was die Ereignisse einer Geschichte im Innersten zusammenhält. Findet man diesen roten Faden nicht, muss man sich eher den Hinweis auf die Schicksalsbindung in der Geschichte versagen, als sich dem Vielseitigen auszuliefern.

Auch hier gibt es einen Anhaltspunkt, ob man den roten Faden gefunden hat oder nicht. Wenn man Erklärungen nachschieben muss, stimmt etwas nicht. Und wenn der rote Faden zu einem Knäuel wird, der nur mit großer Mühe zu entwirren ist, ist man meist fehlgegangen.

Häufig ist man versucht, eine ganz genaue Entsprechung zwischen den Ereignissen in der Geschichte und den Ereignissen in einer Familiengeschichte zu finden. Man schaut dann vielleicht in dem weiter vorne genannten Märchen *Hans Bohnenstange* nach einer Witwe und ihrem Sohn und bleibt dann an etwas hängen, das nicht zum Kern der Geschichte führt. Es stimmt zwar, dass die Geschichten, wenn sie stimmen, ziemlich genau stimmen, aber das bezieht sich eben nur auf die wesentliche Dynamik und die sie tragenden Personen in der Geschichte, nicht aber auf deren ganze Ausformung. Es geht nicht um die genaue Entsprechung von Geschichtenverlauf und Familienereignissen, sondern um den klaren Hinweis auf die Schicksalsbindung.

Der Verlust der Wahrnehmung

Wenn man den Wesenskern einer Geschichte für Familienschicksale sucht, reicht es nicht aus, nur auf die Geschichte zu schauen. Genau so bedeutend ist die Wahrnehmung der Person, um deren Geschichte es geht, und die Wahrnehmung der Familienereignisse. Daran misst sich letztlich, ob man mit der systemischen Deutung einer Geschichte richtig liegt. Zwar kann man sich von einer Geschichte her ausdenken, worauf sie verweist, aber dies muss an den Reaktionen des Betroffenen und den Ereignissen und Schicksalen in seiner Familie überprüft werden. Diese Rückkopplung an die Wahrnehmung verhindert auch, dass die Deutung der Geschichten zu sehr fixiert wird und wie eine Ware gehandelt werden kann. Und sie ermöglicht dem Therapeuten, auf Geschichten, bei denen er nicht fündig wird, nicht näher einzugehen und nicht unter allen Umständen auf ihrer Deutung zu beharren, auch wenn sich daraus nichts Lösendes ergibt.

Die Einengung des Familien-Stellens durch den Blick auf die Geschichten

Wie die „richtigen" Geschichten das Familien-Stellen bereichern und vertiefen können, so können „falsche" Geschichten vom Wesentlichen und Hilfreichen ablenken. Eine Familienaufstellung hat eine eigene Dynamik und Kraft, die durch die Arbeit mit den Geschichten nicht eingeengt und die durch sie nicht „verplant" werden darf, schon gar nicht aus der Neugierde des Therapeuten heraus oder auf Grund seines Wunsches nach Vollständigkeit in den aufgegriffenen Familienthemen. Die Geschichten mit einzubeziehen, muss sich ergeben aus dem Fluss der Aufstellung selbst. Allerdings muss man manchmal etwas ausprobieren, und man weiß vorher nicht, wie es ausgeht. Der Therapeut kann ja in einer Aufstellung nichts „wollen" und nur selten voraussehen, wo sie hinführt. Er muss sich der Gruppenseele oder auch der „größeren Seele" anvertrauen und sich leiten lassen bei dem, was er sieht und tut. Dazu gibt es ja bei Bert Hellinger selbst, in seinen Seminaren, Büchern und Videos, das Nötige und Anleitende zu erfahren.

Eine Frau wollte über eine Aufstellung ihre Beziehung zu ihrem schon verstorbenen Vater klären. Sie hatte schon einmal aufgestellt. Dabei war für sie sehr Lösendes in Bezug zu ihrer Mutter passiert. Aber es war etwas geblieben, was ihre Beziehung zu ihrem Vater sehr belastete.

In ihrer Aufstellung schaute der Stellvertreter ihres Vaters in einer Weise zu Boden, dass der Eindruck entstand – und das wurde von dem Stellvertreter bestätigt –, als schaue er in ein Grab. Es ging ihm sehr schlecht. Zunächst ergab die Frage nach den Ereignissen und Schicksalen in der Familie nichts Klärendes. Dann erwähnte die Frau eine Verlobte des Vaters, von der sie erst nach der ersten Aufstellung erfahren hatte. Auf die Frage nach ihren Geschichten nannte sie *Dornröschen* und eine Geschichte, in der sich eine junge Frau umbringt. Die Geschichten schienen sich klar auf diese Verlobte zu beziehen.

So nahm der Therapeut eine Person aus der Gruppe als Stellvertreterin für diese Verlobte und bat sie, sich vor dem Vater auf den

Boden zu legen. Vielleicht hatte sich diese Verlobte, zu der es keine genaueren Informationen gab, umgebracht. Doch der Stellvertreter für den Vater reagierte nicht darauf. Auch für die anderen Personen in der Aufstellung schien sie keine besondere Bedeutung zu haben, und die Stellvertreterin für die Verlobte sagte, sie gehöre nicht hierher und wolle aufstehen und sich etwas abseits stellen.

Diese „Fährte" schien nicht tragfähig zu sein. Da drehte der Therapeut den Vater einfach von seiner Familie weg, um seinen Sog in den Tod zu verdeutlichen. Nach einer kleinen Weile sagte der Stellvertreter für einen Bruder der Frau: „Jetzt könnte ich ihm in den Rücken schießen." Dieser Satz kam völlig unvermittelt und überraschend. Die Frau aber reagierte darauf sofort und teilte erregt mit, dass ihr Vater immer von einem Erlebnis im Kriege erzählt habe. Als Soldat habe er im Wald von hinten auf einen vermeintlichen feindlichen Soldaten geschossen. Als er aber hingegangen war, stellte sich dieser Soldat als alter Bauer heraus, der einen Blumenstrauß in den Händen hielt. Ihr Vater habe das nie verwunden. Jetzt wurde klar, in wessen Grab der Vater geschaut hatte, und man bekam ein Gefühl für ihn.

Ein Bestehen auf der Bedeutung der literarischen Geschichten und ihrem Bezug auf die Verlobte hätte im Zusammenhang mit dieser Aufstellung in die Irre geführt.

Der Wunsch, eine Persönlichkeit mit ihrem Lebensschicksal zu begreifen

Eine entdeckte Schicksalsbindung erklärt nicht den persönlichen Lebensplan oder gar einen persönlichen Lebensverlauf. Und sie erklärt nicht, warum wir bestimmte Geschichten faszinierend oder bewegend finden. Ein individueller Lebensverlauf und eine Persönlichkeit können weder von den Familienereignissen noch von Geschichten her „begriffen" werden. Der Versuch dazu wäre eine heillose Anmaßung.

Auch wenn der Blick auf die Geschichten, die zu jemandem „gehören", dazu verleiten mag: Man muss sich davor hüten, sie wie ein grafologisches Gutachten oder eine astrologische Charakteranalyse verwenden zu wollen. Die Unverwechselbarkeit unserer Person und das Gelingen und Scheitern unseres Lebens beruht natürlich auf unseren biografischen Vorgaben, lässt sich aber nicht aus ihnen ableiten. Dass Yehudi Menuhin ein so großer Geiger wurde, erklärt sich nicht daraus, dass seine Mutter mit ihm als kleinem Jungen an der Hand auf der Wohnungssuche in New York dauernd abgewiesen wurde und der Junge sich schwor, berühmt zu werden, damit so etwas nicht noch einmal passiert. Auch die Violinvirtuosen unter seinen osteuropäischen jüdischen Vorfahren machten aus ihm noch keinen großen Geiger und auch die Großmutter nicht, die den kleinen Jungen in seinem Wunsch nach einer Geige und Geigenunterricht als einzige unterstützte.

Bei aller Prägung durch unsere persönliche und familiäre Geschichte und bei aller Macht unserer inneren Bilder: Niemand macht uns zu dem, was wir sind, und auch wir erschaffen uns nicht selbst, mit oder ohne einen Plan. Wir sind mit unserer Biografie eingebunden in notwendige und zufällige Prozesse, die als das immer Größere, Umfassendere und Führende unsere Freiheit herausfordern zu unserer persönlichen Bestimmung.

Wir sind in das Größere nicht nur über unser Schicksal eingebunden, sondern auch über unsere Freiheit. Das verhindert, dass wir uns auf ein Ganzes zurückführen können, in das wir völlig eingebunden sind und das uns prägend umfasst. Der Preis ist, dass uns immer auch Ungeborgenheit, Alleinsein und eine gewisse Fremdheit begleiten. Im Lebensskript versuchen wir paradoxerweise dieser Ungeborgenheit und dem Alleinsein zu entgehen, in dem wir uns an fremdes Schicksal binden. Als Preis der Lösung von dem Schicksal eines anderen fallen wir in ein neues Alleinsein. Wir fühlen uns mit unserer Verantwortung für unser Leben allein.

Wenn wir dieses Alleinsein annehmen, können daraus die Lösungen erwachsen, die wir suchen.

Aber welcher Therapeut könnte entscheiden, welcher Weg für einen, der Hilfe sucht, wirklich der bessere ist? Wir meiden gerne die Lösung, weil sie etwas einsamer macht und auf neues, unbekanntes Terrain führt. Schlimm wirkt, wenn Therapie dieses Vermeiden als schlimm brandmarkt.

Das Lebensskript gibt uns innere Bilder, Gefühle und Handlungsweisen an die Hand, wie wir dem Ganzen unserer Familie zugehörig bleiben können und unsere zufällige – uns zu-fallende – schmerzende Vereinzelung loswerden. Im Herauswachsen aus der Bindungsliebe und im Hineinwachsen in die Liebe finden wir einen Weg, wie das Alleinsein auf neue Weise überwunden wird. Die Liebe verbindet Getrenntes auf die Weise, dass sie jeden sein lässt, wie er ist, und jedem lässt, was er lebt. Sie führt zu einer Gemeinsamkeit, die dem Verbindlichen zustimmt, aber in seinem Schicksal und manchmal auch in der Beziehung loslässt, wenn man loslassen muss. Sie lässt den Ausgleich im Geben und Nehmen und im Schicksal dort, wo er hingehört. Sie nimmt die Freundlichkeit und Liebe derer, die nicht wollen, dass ihr Schicksal oder ihre Schuld andere in den Bann zieht. Die Liebe stellt sich unter die Ordnungen, die dem Lebendigen und dem Gedeihen von Beziehungen dienen, und fördert, dass sich verbundene Personen unterschiedlich entwickeln können. Sie nützt ihre Kraft für etwas neues Gutes.

In der Bindungsliebe machen wir uns im Dienst am Überleben und am Wohl aller Zugehörigen einander gleich. Wir achten des Opfers nicht, das dies uns kostet. Wir suchen Erlösung, wo sich nur Lösendes gibt. Wir erwarten das Heil, wo nur eine Heilung geschenkt werden kann. Wir suchen die Verbindung mit dem Ganzen und Einen, wo das Größere sich uns nur im Gewöhnlichen und Kleinen und in den begrenzten Vorgängen des Lebens zeigt. Und wir suchen vielleicht Erleuchtung, wo die für die Dauer unseres Lebens uns immer wieder geschenkte Helligkeit des Tages reicht.

Der Therapeut verbündet sich mit der Liebe dessen, der eine Lösung sucht, und geht mit dieser Liebe zu dem, was entsprechend dem Anstehenden weiterhilft. Das ist genug.

Kapitel III

Familiengeschichten und ihre literarischen Entsprechungen

Man könnte die Familiengeschichten und die Verstrickungen, die sich darin ereignen, in zwei große Themenbereiche einteilen: die Beziehungsgeschichten und die Ereignisgeschichten. In den Beziehungsgeschichten geht es um die Beziehungen von Mann und Frau, von Eltern und Kindern, von Geschwistern und von Angehörigen untereinander. In den Ereignisgeschichten stehen schicksalhafte Vorkommnisse, die Familien treffen, wie früher Tod, Unfälle, Verlust von Besitz, Unrecht, Verrücktheit und Ähnliches im Vordergrund. Die Ereignisse wirken sich immer in den Beziehungen aus. Aber nicht alle Ereignisse sind Folge von Beziehungsgeschichten, sondern häufig Geschehnisse, die wie von außen in die Familie auf schlimme Weise einbrechen.

Auf der Suche nach dem, worauf sich in den Familien die literarischen Geschichten beziehen, kann es hilfreich sein, eher nach Personen und ihren Beziehungen oder eher nach Ereignissen Ausschau zu halten. Zum Beispiel wird man bei *Pippi Langstrumpf* nicht danach fragen, was in ihren Abenteuern passiert, sondern danach, wer fehlt: nämlich die Mutter, oder man schaut auf die Beziehung von Pippi zu ihrem Vater. Sie muss nämlich dem Vater aus der Patsche helfen, statt dass der Vater dem Kind hilft. In anderen Geschichten steht ganz klar ein Ereignis im Vordergrund, zum Beispiel wenn der Mann in *Hans im Glück* alles hergibt und verliert, was er besitzt. Oder wenn Max und Moritz durch die Mühle gedreht werden, wird man fragen: Welchen Kindern ist Schlimmes widerfahren.

Natürlich gehören bei vielen Geschichten die Ereignisse und die Familienbeziehungen zusammen. In *Hänsel und Gretel* ist der Ausgangspunkt der Geschichte eine große Armut. Weil der Vater nicht genug zum Essen nach Hause bringt, schickt die Mutter die Kinder weg, damit wenigstens die Eltern überleben. Nennt jemand diese Geschichte, kann man sowohl fragen: „Welche Kinder mussten früh aus dem Haus?", als auch: „In welcher Familie gab es so große Armut, dass Kinder früh aus dem Haus mussten?"

Im Folgenden möchten wir beispielhafte Fallgeschichten erzählen, in denen die Entsprechungen von Familiengeschichten zu Märchen und anderen Geschichten im therapeutischen Kontext deutlich werden können. Wir haben uns in erster Linie an gängige Märchen gehalten, die auf die Frage nach den Skriptgeschichten häufig genannt werden. Sie geben auch das Spektrum an Schicksalen wieder, um die es in Psychotherapie und Beratung am häufigsten geht: um die Beziehung von Mann und Frau und Eltern und Kindern und um die Folgen von Unglück und Schuld. Die menschlichen Grundgegebenheiten, die in Schicksalen wirken, sind wenige. Die Lebensgeschichten, die sich daraus ergeben, und ihre literarischen Entsprechungen sind unerschöpflich. Bei all den Fähigkeiten unseres Geistes, in den Ereignissen und Deutungen unseres Lebens sich wiederholende Muster und Strukturen zu entdecken, bleibt die Psychotherapie ein sich immer wieder auf Individuen und ihre Familien bezogenes Verfahren. Deshalb bleibt die Hilfe, die man Menschen in ihrer seelischen Not anbieten kann, immer ursprünglich und neu. Gleichzeitig ordnet sich die unendliche Vielfalt in der Seele als dem Wirkfeld des immer Größeren und uns Umfassenden zu einer lebbaren und einsehbaren Fülle.

Wenn du mich küsst, werde ich ein Prinz

Eine Paarbeziehung lebt vom gegenseitigen Geben und Nehmen mit Liebe. Dieses Geben und Nehmen bezieht sich auf das Mannsein und das Frausein, also in erster Linie auf den sexuellen Austausch. Es erstreckt sich aber auch auf den Austausch in den materiellen Dingen und auf die gemeinsame Sorge für die Kinder. Und es geht in diesem Austausch und Miteinander darum, sich selbst und den Partner so zu nehmen, wie er ist, mit der jeweiligen Lebensgeschichte und der jeweiligen Herkunftsfamilie. In dem sich Mann und Frau in die Augen sehen, schauen sie sich in die Seele, wissen sie um ihre

Gemeinsamkeiten und Unterschiede, und sie spüren, was sie zueinander zieht und im Miteinander nach Entfaltung strebt.

In vielen Familien ist diese Paarbeziehung gestört. Manchmal fließt von vornherein keine Liebe, manchmal erlischt sie im Lauf der Zeit. Häufig bleibt die Bindung eines oder beider Partner an die Herkunftsfamilie so stark, dass die Loyalität in der Partnerschaft hintangestellt wird. Oder ein Partner nimmt nur und gibt nicht mehr, oder er gibt wie aus Pflicht, aber nimmt vom anderen nichts. Natürlich entstehen Verletzungen in der Partnerschaft, die zum Beispiel aus Untreue oder Eifersucht folgen. Und dann ereignen sich oft schicksalhafte Dinge, die über den Willen oder die Kraft des Paares gehen, sie gemeinsam zu tragen, wie der frühe Tod eines Kindes oder Unfälle und schwere Krankheiten, Süchte und Verrücktheit. Oder einer oder beide Partner tragen eine persönliche oder schicksalhafte Schuld, eine Abtreibung vielleicht oder die Verletzung einer Aufsichtspflicht, die Verursachung eines schweren Unfalls oder gar ein Verbrechen.

Märchen kümmern sich nicht um Therapie. Sie schildern in märchenhafter Verkleidung die wesentlichen Schicksale der Menschen, vor allem hinsichtlich ihrer Beziehungen. Sie bemühen sich nicht um eine ausgewogene Sicht menschlicher Belange. Sie ergreifen Partei. So zeigen sie deutlich auf Frauen, denen der Mann Leid zufügt wie in *Rotkäppchen* und *König Drosselbart,* und auf Männer, die es der Frau nicht recht machen können wie in *Tischlein deck dich* und *Der Fischer und seine Frau* oder die bei der Frau im Bett das Gruseln lernen wie der, der „auszog, das Fürchten zu lernen" oder der *Froschkönig*. Gerade deshalb sind sie so geeignet, die Dynamik von Beziehungen ans Licht zu bringen, auch wenn die Therapie dann in der Lösung das Märchenhafte verlässt und zur Anerkennung der Wirklichkeit geht, auf die Liebe im problematischen Verhalten schaut und dann findet, was wirkt.

Da ist die Geschichte *Der Froschkönig oder Der Eiserne Heinrich.*

In alten Zeiten, wo das Wünschen noch geholfen hat, lebte ein König, dessen jüngste Tochter war die Schönste von allen. Wenn sie Langeweile hatte, ging sie hinaus in den Wald, und spielte mit ihrer goldenen Kugel, die ihr das liebste Spielzeug war, am Rande eines kühlen Brunnens.

Nun trug es sich zu, dass die Kugel der Königstochter entglitt und in den Brunnen fiel. Die Königstochter begann fürchterlich zu weinen, so dass der Frosch seinen hässlichen Kopf aus dem Wasser streckte.

„Sei still und weine nicht, ich kann wohl Rat schaffen. Aber was gibst du mir dafür, wenn ich dir dein Spielwerk wieder heraufhole?", fragte der Frosch.

„Was du haben willst, meine Kleider, meine Perlen, meine Edelsteine und meine goldene Krone."

Der Frosch antwortete: „Deine Kleider und Edelsteine will ich nicht, aber wenn du mich liebhaben willst, und ich an deinem Tischlein neben dir sitzen, und von deinem goldenen Tellerlein essen und aus deinem goldenen Becherlein trinken, in deinem Bettlein schlafen soll; wenn du mir das versprichst, dann hole ich die Kugel."

„Ach ja, ich verspreche dir alles, was du willst, wenn du mir nur die Kugel wiederbringst", sagte die Königstochter. Nachdem sie die Kugel aber wieder erhalten hatte, sprang sie sofort davon und hatte bald den armen Frosch vergessen.

Am anderen Tag, als sie sich mit dem König zu Tisch gesetzt hatte, kam der Frosch gekrochen, klopfte an die Tür und forderte die Einlösung des Versprechens. Die Königstochter aber wollte ihn nicht hereinlassen. Da sprach der Vater: „Was du versprochen hast, mußt du auch halten, geh und mach ihm auf!"

Zaudernd öffnete sie ihm die Tür, und sie mußte ihn auf den Tisch setzen, und er speiste von ihrem goldenen Tellerlein. Endlich sprach er dann: „Ich bin satt, mach mir dein seidenes Bettchen, da wollen wir uns schlafen legen."

Die Königstochter fing an zu weinen, es ekelte sie vor dem kalten Frosch. Der König aber wurde zornig und befahl: „Wer dir geholfen hat, als du in Not warst, den sollst du hernach nicht verachten!"

Da packte sie den Frosch mit zwei Fingern und setzte ihn in die Ecke ihrer Kammer.

Der Frosch aber wollte ins Bett: „Heb mich auf, sonst sage ich es deinem Vater!" Da wurde sie bitterböse und warf ihn mit aller Kraft gegen die Wand.

Als er aber herabfiel, war er kein Frosch mehr, sondern ein wunderschöner Königssohn. Er war von einer Hexe verzaubert gewesen, und sie hatte ihn nun gerettet. Sie schliefen nebeneinander ein, und es war des Vaters Wille, dass der Königssohn der Gemahl seiner Tochter werde.

Der Diener des Königssohnes, der treue Heinrich, kam am nächsten Tag mit der Hochzeitskutsche. Er hatte sich vor Gram über das Schicksal seines Herrn drei eiserne Reifen um sein Herz legen lassen, dass es ihm vor Traurigkeit nicht zerspränge.

Als sie ein Stück des Weges gefahren waren, hörte der Königssohn es krachen und befürchtete den Bruch des Wagens, doch es waren nur die eisernen Bande, die vom Herzen des treuen Heinrich absprangen, weil sein Herr erlöst und glücklich war.

Der Frosch tut in dieser Geschichte dem Mädchen Gutes, aber er will auch etwas dafür. Er will geliebt werden. Dies wird ihm versprochen, aber nicht eingehalten. Das Mädchen findet ihn kalt und eklig. Der Frosch beharrt aber auf der Einlösung des Versprechens und lässt sich nicht abweisen. In Bezug auf Familien zeigt dieses Märchen auf einen Mann, der von seiner Frau nicht geliebt wird. Sie hat ihn nur aus Not genommen, weil er in einem bedürftigen Moment gut zu ihr gewesen ist und sie jetzt nicht mehr zurückkann. Aber es ekelt sie vor ihrem Mann. Statt ihn zu küssen, damit er ein „Prinz" wird, ist sie wütend auf ihn und würde ihm am liebsten das gemeinsame Bett verwehren.

Christoph wurde von seiner Freundin nach vier Jahren wegen eines anderen Mannes verlassen. Da dies seine dritte Beziehung war, die so endete, fühlt er sich deprimiert und als Mann nicht begehrt. In seiner ersten Aufstellung im Kurs ergaben sich keinerlei Hinweise auf Verstrickungen oder Übernommenes. Auch ein Anruf zu Hause brachte keine neue Information. Doch seiner Mutter ließ die Frage ihres Sohnes keine Ruhe, und Christoph erfuhr das bis jetzt streng gehütete Familiengeheimnis:

Der Großvater väterlicherseits hatte während seiner Ehe ein Verhältnis mit einer Prostituierten, das über Jahre ging. Diese Frau machte sich Hoffnungen auf eine Ehe. Als dieser Wunsch sich nicht erfüllte, begann sie in der ganzen Stadt zu erzählen, wie lange der Großvater ihr Kunde gewesen sei. Es habe für sie immer eine Überwindung dargestellt, mit so einer „sexuellen Niete" Liebe zu machen. Aber bei dieser Arbeit könne man halt nicht wählen.

Daraufhin erlitt die Ehe der Großeltern den großen Bruch. Nach außen hielt die Großmutter aus gesellschaftlichen Gründen zu ihrem Mann, zu Hause allerdings machte sie ihm die Hölle heiß, und sexuell entzog sie sich ihm ganz. Die Schlafzimmer waren von da an getrennt.

Christoph selbst hat diesen Großvater immer sehr geliebt, hat die vielen Bastelstunden mit ihm in herzlicher Erinnerung, und beim Erzählen dieser Geschichte rinnen ihm Tränen über das Gesicht. Nach und nach tauchen vergangene Bilder auf, welche die Großeltern zwar immer als Paar bei Familienanlässen und öffentlichen Veranstaltungen zeigen, aber bei ihnen zu Hause erinnert Christoph den Großvater immer als einen einsamen Menschen und mit traurigen Augen.

In der Familienaufstellung fühlte Christoph seine tiefe Verbundenheit mit dem Großvater. Er weinte voller Mitgefühl, bis er dann nach einer langen Verneigung das Schicksal des Großvaters, mit allen Gefühlen, die dazugehören, bei ihm lassen konnte und, von ihm gesegnet, sich geerdet, kraftvoll und gut fühlte. Jahre später ließ er in einem Brief wissen, was ihm damals im Kurs unmöglich war zu sagen: dass er nämlich früher immer den starken Drang verspürt hatte, in Bordelle zu gehen, und wie schlecht er sich immer gefühlt habe, wenn er diesem Drang ab und zu nachgegeben hatte. Nachdem er den Zusammenhang verstanden habe, sei das Bedürfnis verschwunden. Eine Hochzeitsanzeige lag bei.

Bezieht sich eine Frau auf das Märchen *Der Froschkönig*, dann trägt sie oft die geheime Hoffnung in sich, aus einem Frosch doch noch einen Prinzen zu machen. Je öfter sie den Frosch an die Wand klatscht, den Mann also abweist, umso mehr wünscht sie sich, wie im Märchen, er möge begehrenswert wie ein Prinz wieder erscheinen. Doch jede neuerliche Bemühung seinerseits wird mit Ablehnung bis zum Ekel beantwortet.

Beate ist zum dritten Mal verheiratet und steht nun wieder vor dem gleichen Problem, das sie bereits in ihrer ersten und zweiten Ehe hatte. Die sexuelle Attraktivität ihres Mannes, wie sie sagt, lässt nach. Sie verspürt immer weniger Lust auf Intimität und lehnt ihn eigentlich ab. Nachdem es nun schon das dritte Mal so sei, liege es vielleicht doch an ihr. Obwohl ihre Worte hart klingen, macht sie einen freundlichen, liebevollen Eindruck. Bezüglich Familie und Sippe hat sie kaum Informationen, da sie im Alter von achtzehn Jahren mit ihrem ersten Ehemann von zu Hause weggezogen war und den Kontakt mit den Eltern abgebrochen hatte. Die Eltern hatten nämlich ihre frühe, endgültige

Verbindung mit ihrem Mann nicht gebilligt, was Beate radikal beantwortete.

Anstelle einer Aufstellung ihrer Familie wurde Beate mit Hilfe der NLP-Technik des erweiterten History-change – eine über einen Trance-Prozess in frühe Erlebnisse zurückführende Methode – über ihr Gefühl der sexuellen Ablehnung in drei frühe Situationen geführt, an die sich Beate bewusst überhaupt nicht erinnert hatte. Als Vier- und Fünfjährige war sie dabei gewesen, wie ihre Mutter zweimal die liebevolle und zärtliche Zuwendung des Vaters mit Entsetzen zurückwies. Beim ersten Mal betrank sich darauf der Vater total und randalierte in der Nacht mit dem Mobiliar. Das andere Mal schlug er vehement auf die Mutter ein. Und als ungefähr Elfjährige weihte ihre Mutter sie in ihr Geheimnis ein, dass der Vater eine Freundin habe, ihr das jedoch recht sei, denn dadurch belästige er sie nicht mehr sexuell. Ansonsten sei sie ja mit ihm zufrieden. Ein attraktiver Liebhaber werde sich für sie selbst schon finden.

Obwohl man davon ausgehen kann, dass dieses Elternpaar selbst verstrickt war, um so zu agieren, erwies es sich für Beate als ausreichend, diese, ins Unbewusste verdrängten Erfahrungen ins Bewusstsein zu bringen, und das, was zu den Eltern gehört, bei den Eltern zu lassen. Mit Hilfe einer weiteren NLP-Technik wurden frühere liebevolle Situationen mit ihrem Mann wieder in ihrem Gefühl verankert. So konnte sie wieder an die Erlebnisse anknüpfen, in denen sie ihren Mann begehrt hatte und erneute Zuneigung zu ihm empfinden. Außer dieser Einsicht und ihrer wieder erwachten Liebe zu ihrem Mann spürte sie freilich auch Trauer über ihre früheren gescheiterten Beziehungen. Doch ihre ursprüngliche Ausrichtung, im Leben vorwärts zu schauen, ließen sie mit der Trauer und dem Bedauern über Vergangenes konstruktiv umgehen, und sie sah mit freudiger Erwartung der gemeinsamen Zukunft mit ihrem Mann entgegen.

Interessanterweise nennen in den Seminaren und Einzelsitzungen immer wieder sowohl Männer als auch Frauen *den treuen Heinrich* als Märchen. Dieser Diener taucht im letzten Teil von *Der Froschkönig* auf.

Die betroffenen Töchter und Söhne sind dann in der Regel mit ihrem Vater identifiziert, der ein hartes Schicksal als Kind oder Jugendlicher oder Erwachsener hatte und von der Mutter wenig

Liebe und Zärtlichkeit bekam. In einem Seminar stellte ein Mann, der in seinem Brustbereich völlig steif und verfestigt wirkte, seine Familie auf. Die Stellvertreterin seiner Mutter fühlte sich zu ihrem Mann hin ganz kalt, und der Stellvertreter des Vaters wirkte völlig gefühllos. Als die vier älteren Geschwister des Vaters, die alle im Kleinkindalter gestorben waren, neben den Vater gestellt wurden, schüttelte es den Mann zunächst in einem heftigen Weinkrampf. Dann bebte sein Körper buchstäblich in Liebe zu seinem Vater. Man dachte wirklich, man könnte sehen und miterleben, wie die „Ringe" von seiner Brust sprangen.

Diese innere Loyalität wird häufig nicht bewusst erlebt, da sie von Rebellion gegen oder Zorn auf den Vater überlagert ist. Doch wenn der Sohn dem Vater in die Augen schaut und dessen Schicksal wahrnimmt, brechen der übernommene und eingesperrte Schmerz und die tiefe Liebe dahinter aus seinem Herzen.

Sollte es Aschenputtel sein?

Wir neigen dazu, wie im Märchen auch in unserem Leben, auf die „Guten" zu schauen, denen von den „Bösen" Unrecht getan wird. Die „Schlechten" bekommen die gerechte Strafe und die „Frommen" den guten Lohn für ihr Leid. Selbst wenn der Held des Märchens für seine Zwecke alles andere als gute Mittel einsetzt, wie zum Beispiel der gestiefelte Kater oder der kleine Klaus, fühlen wir mit ihm, als vertrete er eine gute Sache oder einen gerechten Ausgleich. In der Tiefe unserer Seele wirkt aber ein anderer Prozess. Da schauen die Gewinner auf die Verlierer und trauen sich nicht, das Gute ihres Lebens anzunehmen, wenn es die anderen einen hohen Preis gekostet hat. Die Seele sieht nicht auf Gut und Böse, sie blickt auf Gewinn und Verlust.

In *Aschenputtel* schauen wir auf das Mädchen, das seine Mutter verloren hat und von der Stiefmutter und den Stiefschwestern ausgenützt und gedemütigt wird, aber letztlich den Prinzen bekommt. Sie hat sich zwar, zauberhaft von ihrer richtigen Mutter ausstaffiert, dem Prinzen immer wieder entzogen. Aber der hat seit ihrem Erscheinen nur mehr Augen für sie. Doch wer ist diese wunderschöne Frau? Sollte es Aschenputtel sein? Wir freuen uns, dass der Prinz Aschenputtel zur Frau nimmt. Doch wir bemitleiden ihre Stiefschwestern nicht, obwohl die Suche nach der Richtigen der einen den großen

Zeh, der anderen ihre Ferse und beide ihr Augenlicht kostet. Nur eine Person fühlt mit ihnen, aber sie kommt im Märchen nicht vor: Es ist die Tochter von Aschenputtel.

Eine Frau, Gerlinde, hatte sich von ihrem Mann getrennt, der mit ihrer Freundin eine Liebschaft eingegangen und inzwischen mit dieser verheiratet war. Die beiden Söhne waren bei ihr geblieben, und sie selbst lebte jetzt ohne Mann. In einer Figurenaufstellung innerhalb eines Einzelgesprächs stellte sie ihr Herkunftssystem auf. Das Aufstellungsbild der Familie legte eine vielschichtige Dynamik nahe. Sich selbst als zweitältestes Kind und ältere Schwester von insgesamt drei Geschwistern stellte Gerlinde so, als würde sie auf jemanden schauen, der ausgeklammert war. Auf Nachfragen erwähnte sie eine Verlobte ihres Vaters, die der Vater nicht hatte heiraten können, weil er noch nicht genügend im Berufsleben stand und so von der Familie der Verlobten nicht anerkannt worden sei. Über deren weiteres Schicksal wusste sie nicht viel. Sie soll einen anderen Mann geheiratet haben. Die Einbeziehung der Verlobten machte Gerlinde Sinn, schien sie aber nicht in der Tiefe zu berühren.

Lange Zeit später erzählte sie aber bei einer zufälligen Begegnung, ihr Vater sei gestorben, und da sei etwas Merkwürdiges passiert. Der Sohn dieser früheren Verlobten ihres Vaters habe sie angerufen, sich mit ihr getroffen und ihr erzählt, dass seine Mutter ihren Vater nie vergessen und oft von ihm gesprochen habe. Bei dieser Gelegenheit erfuhr Gerlinde auch, wie die Beziehung ihres Vaters zur Verlobten damals wirklich auseinander gegangen ist: Ihr Vater hatte ihre Mutter kennen gelernt und sich sofort in sie verliebt.

Das Thema des Märchens *Aschenputtel* kann man umschreiben mit: „Streit unter Frauen – wer bekommt den Prinzen?" Wer dieses Märchen als seine Skriptgeschichte nennt, ist häufig mit einer früheren Frau des Vaters verbunden, die dieser zugunsten der Mutter verlassen hat. Der Vater nimmt die Mutter aus Liebe. Die Mutter traut sich aber ihren Mann nicht wirklich zu dem Preis zu nehmen, den es die andere Frau gekostet hat. Sie fühlt sich wie Aschenputtel als die bessere Frau, die aber die ganze Arbeit machen muss. Auf das Leid der Frau, die Platz machen musste, schaut sie nicht. Das tut ihre Tochter. Sie macht sich der verlassenen Frau gleich, verliert häufig wie diese ihren Mann an eine andere und lässt dabei die wütende Faust in der Tasche.

Man begegnet in der therapeutischen Praxis vielen solcher Aschenputtel-Geschichten. Der Vater einer jungen Frau zum Beispiel hatte vor der Mutter die Liebe zu einer früheren Freundin jahrelang verheimlicht. Auch in der Ehe hatte er den Kontakt mit dieser Geliebten aufrechterhalten, bis die Mutter darauf gekommen und dieser Beziehung ihres Mannes ein Ende gesetzt hatte. Diese Geliebte des Vaters hatte nie geheiratet, und die junge Frau war voller Mitgefühl mit ihr. Auch sie verlor die Männer, die sie liebte, immer wieder an andere.

Ein Mann mit homosexuellen Neigungen, geschieden von seiner Frau und mit wenig Kontakt zu seinen Kindern, erzählte von seiner Tante, der Schwester seiner Mutter. Auch sie hatte den Vater geliebt. Der Vater konnte sich lange nicht zwischen den beiden Schwestern entscheiden, bis die Mutter ihm das Messer auf die Brust setzte und zur Heirat zwang. Auch diese Tante blieb allein und lebte einsam, ohne Kontakt zu ihrer Schwester und zur übrigen Familie. Nur der Neffe besuchte sie manchmal heimlich ohne Wissen seiner Mutter.

Viele Märchen haben eine verlassene oder ausgebootete oder verlorene Frau zum Thema, neben *Aschenputtel* zum Beispiel auch das *Dornröschen* oder *Die Gänsemagd*. Auch in *Jorinde und Joringel* verliert sich ein verliebtes Paar aus den Augen. In *Schneeweißchen und Rosenrot* kann nur eine der Schwestern den Prinzen nehmen, die andere muss mit seinem Bruder vorlieb nehmen. Wenn man in der Ehe- und Paarberatung nach den Skriptgeschichten fragt, werden obige und ähnliche Geschichten häufig genannt. In der Lebenswirklichkeit von Paaren scheinen frühere Bindungen in einer Weise Gefühle von Scheu, Scham, Angst, Ablehnung, Selbstbehauptung und manchmal auch Sehnsucht auszulösen, dass man sie ausblenden und aus dem Herzen verbannen möchte. Die Seele geht aber diesen Weg unseres Willens nicht mit. Sie würdigt die verlassenen Partner, indem sie die Kinder zwingt, die früheren Partner der Eltern zu vertreten und sich häufig auch deren Schicksal gleichzumachen.

Die Lösung ist in all diesen Geschichten ähnlich: Das Paar würdigt den oder die verlassenen oder verlorenen früheren Geliebten und Partner. Sie werden angeschaut mit dem Schmerz, der durch Verlust oder Verletzung verursacht wurde, aber auch mit dem Guten, der Bindung und der Liebe, die da waren. Das neue Paar kann so die eigene Liebe und Bindung leichter nehmen. Es steht zu der neuen Liebe und Bindung und achtet den Preis, den andere bezahlt haben. Die Kinder müssen um diese früheren Bindungen wissen, ohne Einzelheiten der Beziehungen. Im Blick auf die Lösung aus fremdem Schicksal hören sie auf, in ihrer Seele auf die früheren Partner der Eltern zu schauen, mit ihnen mitzuleiden und es ihnen irgendwie gleichzutun. Sie schauen auf die Eltern, lassen das Ungelöste aus deren früheren Beziehungen bei ihnen und nehmen sie als die „Richtigen", als ihre Eltern. Sie müssen dann auf einen Ausgleich verzichten, der sie in fremden Bann zieht, und die Eltern nehmen, was auch immer es deren frühere Partner und die Eltern selbst gekostet hat.

Nicht immer freilich bezieht sich die Geschichte von *Aschenputtel* auf eine vom Vater zugunsten der Mutter verlassene Frau. Manchmal deutet sie einfach auf die Frauenschicksale in der mütterlichen Linie. Eine Tochter schaut voller Mitleid auf Mutter und Großmutter und deren von schwerer Arbeit geprägtes Leben. Während sich andere schöne Tage machen, fühlen sich Mutter und Großmutter in ihrer mühsamen Sorge um die alltägliche Existenz ans Haus gebunden. Sie träumen zwar von rauschenden Festen und dem Tanz im Arm des Prinzen, doch sie leben die Realität eines *Aschenputtels*. Bert Hellinger umschrieb einmal die Thematik dieses Märchens mit: Sehnsucht nach dem Prinzen, schon in der dritten Generation.

Elke kam auf Anraten ihres Hausarztes mit der Diagnose Burnout in eine Aufstellungsgruppe. Sie war verheiratet, hatte zwei Kinder und arbeitete als Leiterin eines Reisebüros. Die Töchter befanden sich im Teenageralter und nahmen sie mit ihren schulischen Nöten und Pubertätsproblemen sehr in Anspruch. Der Arbeitsplatz verlangte von ihr ununterbrochenen Einsatz. Häufig musste sie Unerledigtes mit nach Hause nehmen. Obwohl es ihr finanziell gut ging – die Idee, sich eine Haushaltshilfe zu nehmen, war ihr noch nie gekommen.

In der Aufstellung ihrer Herkunftsfamilie scharten sich die vier Schwestern um ihre Mutter, und die Stellvertreterin von Elke schaute mit Tränen in den Augen auf sie und sagte: „Mutti, du tust mir so leid." Der Vater, der hart in einem Bergwerk arbeitete, wurde gar nicht zur Kenntnis genommen.

Elke wurde deutlich, dass sie in ihrem eignen Leben es machte wie ihre Mutter: Sie arbeitete übermäßig, zog mit ihrer Mühsal die Töchter in ihren Bann und verlor ihren Mann, der sich immer mehr zurückzog, aus dem Blick. In der Aufstellung reagierte ihre Mutter aber völlig unerwartet. Sie schaute liebevoll auf ihre mitfühlende Tochter und sagte: „Aber mir geht es doch gar nicht so schlecht. Ich kann meine Last gut tragen. Und das mit eurem Vater, das regle ich schon."

Zwei Monate nach der Aufstellung genoss Elke mit ihrem Mann eine Reise nach Venedig. Die Töchter machten Sprachferien in London.

„Ach Fee, du bist ja meine erste Frau!"

Es ist immer wieder erstaunlich zu erleben, welche Bedeutung frühere Partner in späteren Beziehungen und Familien haben, vor allem, wenn sie in ihrer Liebe, in ihrem Trennungsschmerz und in ihrem Schicksal nicht gewürdigt werden. Ist die Trennung von einem Partner sehr verletzend, schmerzhaft und vielleicht mit dem Gefühl eigener Schuld vor sich gegangen, will man später oft die Verbundenheit nicht mehr wahrhaben, setzt ihre Bedeutung herunter und verschiebt die Schuld für die Trennung auf den verlassenen Partner. Dem späteren Partner und den späteren Kindern verschweigt man vielleicht diese Liebesbeziehung oder erwähnt sie in einem Spektrum, das von Bedeutungslosigkeit und Vergessen bis hin zur Verachtung und Beschimpfung reicht.

Werden frühere Partner aber nicht geachtet und wird nicht anerkannt, dass durch die Trennung von ihnen für eine spätere Beziehung und spätere Kinder ein Platz frei wurde, dann fühlen sich spätere Partner oft solidarisch mit der früheren verlassenen Frau oder dem früheren verlassenen Mann – selbst wenn sie von deren Existenz nichts wissen – und verlassen die Beziehung ebenso, als würden sie in ihrem Inneren zu den Vorgängern sagen: „Wenn du so schmerzhaft verlassen wurdest, nehme ich die Beziehung auch nicht." Oder ein Kind fühlt mit dem früheren verlassenen Partner von Vater oder Mutter und vertritt ihn mit seinen Gefühlen und seinem Verhalten in der Familie. Bleibt der verlassene Partner auf Grund seiner Trennungserfahrung sein Leben lang allein oder scheitern alle seine späteren Beziehungen, ahmt ihn ein Kind aus der späteren Ehe dessen, der sich getrennt hat, in seinem Schicksal nach: Es bleibt auch allein oder lässt alle seine Mann-Frau-Beziehungen scheitern, ohne den Grund zu kennen.

Viele Märchen spiegeln gescheiterte Verbindungen zwischen Mann und Frau wider und bilden so für Kinder eine Projektionsfläche für die unter unterschiedlichen Umständen ausgeklammerten früheren Partner der Eltern. Es fällt auf, dass verlassene Frauen in den Märchen eine viel größere Rolle spielen als verlassene Männer. Ein Paradebeispiel für das Thema der „verlassenen Frau" ist das Märchen *Dornröschen*.

Eine Frau namens Brigitte wollte in einer Gruppe wissen, wieso die Männer nicht bei ihr blieben. Mal trennten diese sich von ihr, mal verließ sie die Männer. Sie wirkte äußerlich nicht so unglücklich darüber, und als der Therapeut dies ansprach, wurde sie wütend, weil sie nicht ernst genommen würde. Doch dann kamen Tränen des Schmerzes und der Einsamkeit. Sie war die älteste Tochter ihrer Eltern. Auf die Frage nach möglichen Partnern der Eltern vor der Ehe sagte sie: „Ich weiß nichts von früheren Partnern." Auf die Nachfrage, ob es keine gebe, oder ob sie nur nichts darüber wisse, antwortete sie: „Ich weiß nichts."

Die Aufstellung ihrer Herkunftsfamilie verriet auf den ersten Blick wenig von der Familiendynamik. Die Stellvertreter fühlten sich alle ganz heiter und lachten. Nur die Stellvertreterin der Mutter reagierte irgendwie erbost und sagte in einem Nachtrag zur ersten Befragung der Stellvertreter: „Es fehlt jemand bei meinem Mann!" Auf Grund des von Brigitte in einer Geschichtenrunde genannten Märchens *Dornröschen* stellte der Therapeut auf Verdacht eine Frau an die Seite des Vaters. Da sagte plötzlich der Stellvertreter des Vaters: „Es fehlt noch eine!" So stellte der Therapeut eine zweite Frau daneben. Nach einer kleinen Pause meinte dann dieser Stellvertreter: „Es müssen drei sein!" So wurde auch noch eine dritte Frau dazugestellt. Da wurden die Augen der Stellvertreterin von Brigitte ganz groß. Sie drehte sich den unbekannten Frauen zu und rief: „Da weiß ich gar nicht, was ich davon halten soll!" Brigitte selbst aber lachte. Der Therapeut brach die Aufstellung ab, und Brigitte erzählte, dass sie als Kind immer beim Einkaufen in einem Laden von einer hübschen Verkäuferin Bonbons geschenkt bekommen und diese Frau einmal zu ihr gesagt habe: „Dich würde ich gerne als mein Kind haben."

Am nächsten Tag meldete sich Brigitte zu Beginn in der Gruppe und sagte, sie habe ihren Vater nach einer früheren Beziehung gefragt. Da habe er lachend geantwortet: „Ich hatte drei Bräute vor deiner Mutter. Die zweite und die dritte habe ich gemocht. Mit denen war es immer sehr lustig. Die eine davon hast du gekannt. Es war die Verkäuferin im Laden, in den dich deine Mutter immer zum Einkaufen geschickt hat. Die erste aber, die war sehr besitzergreifend. Als ich sie verließ, war sie mir äußerst böse." Als Brigitte das erzählte, war jede Heiterkeit bei ihr verflogen. Sie hatte Tränen in den Augen. Der Therapeut ließ sofort ein zweites Mal die Familie mit den drei Bräuten des Vaters aufstellen, und der Bezug der Stellvertreterin von Brigitte zu der ersten, „bösen" Frau wurde unmittelbar deutlich. Der Therapeut nahm darauf Brigitte selbst in die Aufstellung. Diese fühlte sich magisch zu der ersten Braut hingezogen, und als der Therapeut sie ihr gegenüberstellte, drehte sich diese Stellvertreterin um, schlug die Hände vor das Gesicht und weinte bitterlich. Da berührte Brigitte sie zart von hinten und sagte: „Bitte, dreh dich nicht weg. Ich möchte dich doch anschauen."

Nennt eine Frau als ihr Lieblingsmärchen *Dornröschen*, ist der Hintergrund in der Familienrealität oft verborgen. Häufig muss da nachgefragt werden. Und nicht immer reagiert der Vater darauf so freundlich, wie in der vorher genannten Episode. In einem Seminar war eine Frau mit *Dornröschen* als Kindergeschichte, die sofort nach dem Hinweis, worauf sich dieses Märchen beziehe, sagte, sie müsse ihren Vater fragen. Der Vater reagierte aber sehr abwehrend und gab zur Antwort: „Diese alten Sachen gehen dich nichts an." Die Frau gab aber nicht klein bei und ging zu ihrer Mutter. Die erzählte ihr dann, dass der Vater im Krieg lange Zeit verletzt in einem Lazarett gelegen habe. Eine Krankenschwester habe sich dann in ihn verliebt, und die beiden seien zwangsverlobt worden. Was das genau bedeutet habe, wusste die Mutter nicht zu sagen. Der Vater wolle über diese Geschichte nicht reden.

Eine erschütternde Dornröschen-Geschichte aus der Perspektive der verlassenen Geliebten erzählte einmal eine fast fünfzigjährige Frau in einer Kurklinik. Sie wirkte wie ein junges Mädchen, mit langen Haaren und einer zarten Figur. Ihre Augen glänzten verträumt. Doch das übrige Gesicht war gezeichnet von Bitternis und schwerem Schicksal. Im Gespräch erzählte sie lächelnd und mit einer Stimme, die von weither kam, ihre Geschichte: „Meine Urgroßmutter war eine Bedienstete in einem adeligen Hause. Der ‚Schlossherr' hat sie geschwängert und sie dann mit dem Kind verstoßen. Dieses Kind war meine Großmutter. Diese verliebte sich mit achtzehn Jahren auf einem Ball in einen schon etwas reiferen Herrn und verbrachte mit ihm eine Nacht. Dieser Herr war am nächsten Tag spurlos verschwunden. Meine Großmutter war aber mit meiner Mutter schwanger. Meine Mutter verliebte sich mit achtzehn Jahren in einen österreichischen Baron. Sie war mit ihm nur eine Nacht zusammen, da wurde sie von ihm mit mir schwanger. Der Baron aber verschwand. Ich habe mir dann gesagt, das passiert mir nicht, und ging sofort nach meiner Volljährigkeit nach Paris. Dort lernte ich einen Algerier kennen. Ich zögerte lange, ob ich mich mit ihm einlassen sollte. Doch eines Nachts wurde ich schwach. Der Algerier war am nächsten Tag für immer verschwunden, aber ich war schwanger mit meiner Tochter. Dieser Tochter gab ich meine ganze Liebe. Um ganz für sie da zu sein, habe ich nie mehr einen Mann angeschaut. Aber weil ich sie besonders gesund ernähren wollte, ist sie abgemagert, und das Jugendamt wollte mir das Kind wegnehmen. Bevor das aber geschehen konnte, ist mein Kind auf dem Schulweg vor ein Auto gelaufen und gestorben."

Das Thema im Märchen *Dornröschen* ist, dass der König zur Taufe seiner schönen, geliebten Tochter alle seine früheren Frauen – die Feen oder weisen Frauen – einlädt, nur die dreizehnte nicht. Die ist ihm entsprechend böse und versetzt Dornröschen samt dem Schloss in einen hundertjährigen Schlaf. Entsprechend wirken die Frauen, die *Dornröschen* als Geschichte nennen, häufig etwas verschlafen und ermüden auch andere, wenn sie sprechen. Sehr häufig ist zu beobachten, dass sie im Kontrast zu ihrem realen Alter sehr jung aussehen, als wären sie noch „fünfzehn". In Beziehungen zu Männern wirken sie manchmal wie „Rächerinnen" und werden, wenn sie die Nähe eines Mannes verlieren, sehr hart und böse. Nicht selten litten diese Frauen in ihrer Kindheit oder auch später an Neurodermitis oder anderen Hautproblemen, was manchmal auf eine frühere, nicht gewürdigte Beziehung bei Vater oder Mutter verweist.

Um zu einer Lösung zu kommen, muss man dem Märchen die verführerische Illusion rauben, dass es ja gut ausgehe und irgendwann ein Prinz das schöne Mädchen finden und in den Arm nehmen könne: Wenn das Mädchen nämlich nach hundert Jahren die Augen öffnet, sei es nicht mehr fünfzehn, sondern hundertundfünfzehn Jahre alt. Man könne sich vorstellen, welche Augen da der Prinz macht. So steht es natürlich nicht im Märchenbuch. Aber solche Bemerkungen können inneren Bildern ihren Zauber nehmen.

Oder man lässt in der Verfremdung des Märchens den König von einer Reise nach Hause kommen. Da sieht er, was in der Zwischenzeit in seinem Schloss vorgefallen ist. Er erinnert sich an den Fluch der dreizehnten Fee, lässt sie vor seinen Thron bringen – und erkennt in ihr seine erste Frau. Er schaut ihr ins Angesicht und sagt zu ihr: „Es tut mir leid, dass ich dich so verletzt habe. Jetzt schaue ich auf deine Liebe. Auch ich habe dich einmal geliebt." Dann lädt er sie zu einem Besuch ins Schloss. Nach einer Weile läßt die Fee zuerst ihren Zorn und dann ihre Tränen sein und willigt ein. Sie bleibt aber nur kurz. Freundlich schaut sie Dornröschen an, streicht ihr mit der Hand über das schöne Haar und sagt zu ihr: „Ich gebe dich frei." Da erwacht das Mädchen aus dem tiefen Schlaf, reibt sich die Augen, sieht den Vater und die fremde Frau und fragt: „Wer ist sie?" – „Ich habe sie einmal sehr gern gehabt, in der Zeit vor deiner Mutter", antwortet der Vater, „sie ist meine erste Frau." Die Fee überreicht Dornröschen ein kleines hübsches Geschenk und geht ihrer Wege. Dornröschen aber läuft zu ihrer Mutter und schmiegt sich in ihren Arm.

Unendliche Liebe

Weit draußen im Meer ist das Wasser so blau wie die Blätter der schönsten Kornblume. Den ganzen Tag spielten die Meeresprinzessinnen in der Tiefe, im Schloss ihres Vaters. „Wenn ihr einmal fünfzehn Jahre alt seid", sagte die Großmutter, „gibt euch der Vater die Erlaubnis, aus dem Meer emporzutauchen." Keine sehnte sich so sehr danach wie die jüngste Prinzessin…

Die kleine Seejungfrau ist ein langes Märchen, voller Poesie, melancholisch und tragisch.

Die jüngste der sechs Meeresprinzessinnen sehnt sich am meisten von allen Geschwistern danach, die Welt der Menschen kennen zu lernen. Doch sie muss warten, bis sie an der Reihe ist. So pflegt sie ihr Gärtlein am Meeresgrund und tröstet sich mit dem Marmorbild eines herrlichen Knaben, das beim Stranden eines Schiffes auf den Meeresgrund gekommen war. Dann endlich ist es soweit. Das stille und nachdenkliche Mädchen wird fünfzehn Jahre alt und darf zum ersten Mal zur Meeresoberfläche auftauchen. Und die Tragödie beginnt:

Sie entdeckt ein Schiff und auf ihm einen wunderschönen Prinzen, der ihrem Marmorbilde auf dem Meeresgrund gleicht. Ein Sturm lässt das Schiff kentern, und die kleine Seejungfrau rettet den Königssohn, der im Wasser nicht leben kann wie sie. Sie legt ihn in den weißen Sand, direkt vor einem Kloster mit jungen Mädchen. Doch sie muss ins Wasser zurück, denn sie kann auf dem Lande nicht leben. Versteckt in einer Schaumkrone sieht sie gerade noch, dass ein Mädchen den Prinzen entdeckt und der Prinz die Augen aufschlägt. Er kehrt ins Leben zurück, ohne seine Retterin gesehen zu haben.

Seit diesem Tage träumt die kleine Meerjungfrau ständig von dem Königssohn. Sie hat sich so unglaublich in ihn verliebt, dass sie ihr dreihundert Jahre währendes Leben unter Wasser für das kurze Erdendasein tauschen will. Das Erdendasein und die unsterbliche Menschenseele sind für ein Meerwesen, das nach seinem Tod zu Wellenschaum wird, nur möglich, wenn ein Mensch es so lieben könnte, dass es ihm mehr wäre als Vater und Mutter. Geschieht das nicht, dann verwandelt sich das Meerwesen am Tag der Hochzeit des geliebten Menschen zu Wellenschaum.

Die kleine Meerjungfrau verkauft der Seehexe ihre Stimme, die die lieblichste auf der ganzen Welt war, für einen Trank, der ihren Fischschwanz in zwei Menschenbeine verwandelte. Das ist der harte Preis. Die Füße werden sie bei jedem Schritt schmerzen, und sie wird dem geliebten Königssohn ihre Liebe nicht gestehen können. Auch der Königssohn verliebt sich in die stumme, schöne Meerjungfrau, sein Herz aber gehört im Innersten jenem Mädchen aus dem Kloster, das er als Erste sah, nachdem er am weißen Strand wieder zum Leben erweckt worden war, und das er für seine Retterin hält.

Eines Tages soll nun der Königssohn mit einer Prinzessin aus einem anderen Königreich vermählt werden, und er tritt die Reise dorthin an. In ihr sieht er das wunderschöne Antlitz seiner vermeintlichen Retterin und verlobt sich mit ihr. Die kleine Meerjungfrau weiß, nun muss sie sterben. Ihre Schwestern versuchen sie zwar zu retten. Sie soll den Königssohn töten, um wieder als Meerwesen leben zu können.

Aber die kleine Meerjungfrau entscheidet sich für den eigenen Tod, sieht den Königssohn ein letztes Mal an und löst sich auf in Schaum.

Maria, eine dreißig Jahre alte Frau und seit einigen Jahren verheiratet, klagte darüber, häufig von starken Sehnsuchtsanfällen geplagt zu sein, die sich jedoch bedauerlicherweise nicht auf ihren Mann beziehen würden, sondern mehr auf einen Geliebten, den sie sich erträume, oder auf einen bestimmten Mann in ihrer Umgebung, den sie sehe, der ihr gefalle, mit dem sie aber nicht einmal spreche und der dennoch ihr Denken und Fühlen beherrsche.

In der Familienaufstellung spürte die Schwester des Vaters, die während Marias Kindheit noch im selben Haus wohnte, eine starke Sehnsucht hinaus in die Ferne. Da erinnerte sich Maria, dass es diese Tante war, die ihr immer wieder das Märchen von der kleinen Seejungfrau sowie andere Geschichten, in denen es um das lange Warten auf den ersehnten Prinzen geht, erzählt hatte. In der Aufstellung fühlte sich Marias Stellvertreterin dieser Tante sehr verbunden und spürte dieses Sehnen auch.

Es stellte sich heraus, dass diese Tante den Sommer, bevor sie fünfzehn Jahre wurde, bei einer schwedischen Familie verbracht hatte, wo sie sich in den ältesten Sohn unendlich verliebte, der drei Tage zu Besuch war und mit ihr romantische Parkspaziergänge unternahm. Es folgte ein sporadischer Briefwechsel, den die Tante aufgrund ihres jugendlichen Alters überbewertete. Sie verherrlichte und umschwärmte diesen Mann über lange Jahre in ihrem Herzen, und er blieb der Geliebte ihrer Träume.

Als in der Aufstellung dieser Traummann neben die Stellvertreterin der Tante gestellt wurde, strahlte diese und nahm den Mann ihrer Träume in den Arm. Nach einer Weile kehrte aber so etwas wie eine kühlende Ernüchterung ein, und mit einem erleichterten Lächeln ließ sie ihre „personifizierte Sehnsucht" ziehen. Maria, die diesen Prozess mit Tränen in den Augen verfolgte, sagte nachher, dass auch sie im Miterleben Abschied von diesem Sehnen genommen habe.

Das Märchen von der kleinen Seejungfrau bezieht sich auf eine unerfüllte Liebe. Eine Frau kann dem sehnsüchtig Geliebten ihre Liebe nicht mitteilen, und so nimmt er eine andere. Aber die Sehnsucht bleibt im Herzen und verhindert, dass eine andere spätere

Beziehung eine Chance bekommt. Die Frau widmet sich dem sich oft auch körperlich auswirkenden Schmerz und verstummt zu den Männern hin. Manchmal bringt sie sich sogar um.

Birgit, Mitte dreißig, ist verzweifelt: „Was für Männer suche ich mir immer aus?“ Alle ihre Beziehungen gingen auseinander oder kamen erst gar nicht richtig zustande. Die Umstände waren verschieden. Beim ersten Freund, den sie mit fünfzehn Jahren hatte, trieben die Eltern einen Keil dazwischen. Ihre große Liebe galt mit zwanzig Jahren einem Mann, der zu Studienzwecken nach Amerika ging und nie wiederkam. Ein Geliebter, den sie mit sechsundzwanzig Jahren kennen gelernt hatte, war auch nach dreijähriger Beziehung nicht bereit, von seiner Mutter wegzuziehen. Der letzte Freund war ein Araber, und sie kamen letztlich kulturell nicht klar.

Auf die Frage, wer in ihrer Herkunftsfamilie als Paar nicht zusammengekommen sei, meinte sie: „Meine Eltern.“ Birgit war deren einziges Kind. Ab ihrem dritten Lebensjahr wohnte sie tagsüber bei der Großmutter mütterlicherseits, da beide Eltern arbeiten gingen. Vater und Mutter stritten viel und ließen sich scheiden, als Birgit zehn Jahre alt war.

In der Aufstellung der Familie stand der Vater in Distanz zur Mutter, und die Stellvertreterin der Mutter meint: „Mein Mann ist weit weg, ich habe mich damit abgefunden. Ich fühle mich allein.“ Der Stellvertreter des Vaters erlebte es so, dass keiner in der Familie an ihm interessiert sei und er genauso gut gehen könne. Birgits Stellvertreterin fehlte der Vater. Mit den Frauen fühle sie sich verschworen, vor allem mit ihrer Großmutter, und sie habe Herzklopfen. Die Großmutter war in der Gemeinschaft der drei Frauen zufrieden. „Wir brauchen keinen Mann“, sagte sie, wobei es ihr aber doch so vorkam, dass ihr rechts etwas fehle. Als der Großvater dazugestellt wurde, änderte sich für die Großmutter nichts. Doch Birgits Vater zog es hinaus.

Birgits Vater schien eng mit seinem leiblichen Vater verbunden zu sein, der Birgits Großmutter väterlicherseits nicht heiraten durfte, weil deren Eltern dagegen waren. Ihm wurde schon in der Schwangerschaft das Haus verboten, und Besuche bei seinem unehelich geborenen Sohn verliefen in den ersten beiden Jahren so verkorkst, dass er aufgab. Diese Großmutter väterlicherseits heiratete zwar einen anderen Mann, fühlte sich aber ihrem ersten Geliebten, dem Vater des Vaters, immer sehr verbunden.

In der Aufstellung war der Stellvertreter des Vaters sehr bewegt, die anhaltende Liebe seiner Mutter zu seinem Vater zu erleben, und er fühlte sich danach viel mehr seiner eigenen Gegenwartsfamilie, Birgit und ihrer Mutter, zugewandt.

Obwohl Birgit von den bis dahin in der Aufstellung gesehenen Schicksalen sehr berührt war, wurde deutlich spürbar, dass noch etwas fehlte. Am nächsten Morgen erzählte sie, dass ihr nachts noch lange die mütterliche Großmutter im Kopf umgegangen sei und dass sie an ihren Opa gedacht habe, den die Oma immer so herrisch behandelt habe. Ihr war eine Szene eingefallen, in der die beiden einen heftigen Streit hatten. Der Opa habe ein gerahmtes Foto von der Wand genommen und zerschlagen. Birgit konnte sich nicht erinnern, wer die Person auf diesem Foto war.

Die hoch betagte Großmutter wurde angerufen, und diese erzählte ohne Umschweife: „Das war meine große Liebe, als ich sechzehn war. Er war achtzehn, und wir waren rasend verliebt und durften und konnten uns nur selten sehen. Wir haben uns heimlich verlobt, als ich achtzehn Jahre geworden war, und kurz darauf fiel er im Krieg." Birgits Großmutter hat diesen Geliebten nie losgelassen, und erst als dieser in der nochmaligen Aufstellung dazukam, konnte sie auch auf den Großvater schauen und zu ihm stehen.

Birgit vergoss Freudentränen, als sie alle Paare ihrer Familie, die zueinander wollten und nicht zueinander konnten, nun beieinander sah. „Ich war ja umzingelt von Frauen und Männern, die nicht zueinander konnten, obwohl sie sich liebten!" Birgit hatte übrigens als ein zweites Märchen die Geschichte von den zwei Königskindern genannt, die nicht zueinander kommen konnten.

So eine ans Licht gebrachte und schon über Generationen wirkende Dynamik berührt das Herz der Betroffenen. Sie erfreut und stimmt auch traurig. Es tut weh, das Leid und den Kummer der uns Nächsten zu erleben und den vergangenen Verstrickungen und ihren Wirkungen zuzustimmen. Gleichzeitig erleichtert und kräftigt es, die dahinter liegende Liebe und Verbundenheit in den Beziehungen zu erfahren. Die Lösung gelingt, wenn die Liebe den Schmerz überdauert und loslässt und wenn sie der Verbundenheit einen neuen, „sehenden" Ausdruck gibt.

Wie schon erwähnt, führt manchmal so eine unerfüllte Liebe auch in den Tod.

Karl litt an einer chronischen Entzündung seiner Bauchspeicheldrüse. In der Aufstellung seiner Gegenwartsfamilie stellte er seine Krankheit, in einem Stellvertreter personifiziert, dazu, und zwar ganz nahe zu sich, zwischen sich und seine Frau und gegenüber den beiden Kindern. Der Stellvertreter für das Symptom verhielt sich sehr liebevoll zu Karl, wirkte aber trennend auf das Paar und sehr belastend auf die Kinder. Irgendwie schien das System aber sehr stabil zu sein, und es zeigte sich keine Lösung. Auf die Frage nach wichtigen Geschehnissen in der Herkunftsfamilie erwähnte Karl nebenbei eine frühere Freundin seines Vaters, die diesen immer angehimmelt habe. Der Vater habe sie gemocht, ihr aber nie Hoffnungen auf eine Ehe gemacht. Als er dann die Mutter geheiratet hatte, brachte sich diese Frau um.

Der Vater und diese Freundin wurden in die Aufstellung geholt, und es entwickelte sich zwischen den beiden eine erschütternde Begegnung, bis sie nach langer Umarmung dicht umschlungen zur Ruhe kamen. Da zog sich der Stellvertreter für das Symptom in eine Ecke des Raumes zurück und sagte: „Jetzt braucht ihr mich nicht mehr. Ich war der Schmerz dieser Frau." Karl erlebte das Geschehen, das alle Stellvertreter, den Therapeuten und die Gruppe tief bewegte, wie in Trance. Obwohl alles so klar zu sein schien, sagte er, er verstehe das Geschehen nicht. Einige Monate später wurde bei ihm eine Krebskrankheit diagnostiziert.

War die Aufstellung am Geschehen in seiner Familie und an ihm irgendwie vorbeigelaufen? Wir wissen es nicht. Sowohl die Arbeit mit den Geschichten als auch das Familien-Stellen klären und erklären nicht alles und vollbringen keine Wunder. Sie wirken weniger durch das Erkennen eines Ursachenzusammenhangs als durch die Einsicht in einen Lösungszusammenhang. Es ist, als könnte etwas, das dem bewussten Wahrnehmen bisher verborgen war, ans Licht kommen, das erleichtert und Kraft gibt und manchmal auch heilsam wirkt. Doch das Geschehen in einer Seele bleibt das Größere, das nicht zu umgreifen ist, sondern selbst umgreift und nach Gesetzen wirkt, die oft nur zu ahnen und immer zu achten sind.

Zwei Frauen teilen sich einen Mann

Eine arme Witwe lebte einsam in einem Hüttchen und hatte einen Garten mit zwei Rosenbäumchen, davon trug das eine weiße, das andere rote Rosen. Sie hatte zwei Töchter, die hießen Schneeweißchen und Rosenrot und waren die frommsten und arbeitsamsten Kinder auf der Welt. Die Schwestern hatten sich so lieb, dass sie sich nie verlassen wollten, und die Mutter bestärkte sie darin: „Was das eine hat, soll es mit dem anderen teilen."

Eines Abends im Winter klopfte ein großer Bär an die Tür, der schon halb erfroren war und sich etwas am Feuer wärmen wollte. Er wurde hereingebeten, und es dauerte nicht lange, da wurde er den Schwestern so vertraut, dass sie ihren Spaß mit ihm trieben. Der Bär ließ es sich gerne gefallen, und wenn sie es zu arg mit ihm trieben, rief er: „Lasst mich am Leben, ihr Kinder: Schneeweißchen, Rosenrot, schlägst dir den Freier tot!"

Mehr muss man von dem Märchen *Schneeweißchen und Rosenrot* im Grunde nicht wissen, um zu sehen, dass es auf die Beziehungsdynamik „zwei Frauen – ein Mann" verweist. Der Schluss ist vielleicht noch bedeutsam. Da entpuppt sich der Bär natürlich als ein Prinz, der von einem Zwerg seiner Schätze wegen verzaubert war. Wieder in seiner normalen Haut muss sich der Königssohn entscheiden: „Welche der beiden Frauen wähle ich?" Er nimmt Schneeweißchen zur Frau, und Rosenrot erhält zum Trost seinen Bruder.

Bettina kam mit folgendem Kummer in eine Beratung: „Ich finde mich immer in Männerbeziehungen wieder, in denen ich um den Partner kämpfen muss. Einmal gewinne ich den Mann, einmal verliere ich ihn." Blieb ihr der Partner, verließ sie ihn spätestens nach zwei Jahren, entschied er sich für die andere Frau, konnte sie es nicht fassen und trauerte lange. Inzwischen war sie vierundvierzig Jahre und hatte genug vom Beziehungsfrust.

Da der größte Teil ihrer Verwandtschaft schon verstorben war, gestalteten sich ihre familiären Nachforschungen mühsam. Erst nach zwei Jahren fand sie heraus, dass die Großmutter ihres Vaters, also ihre Urgroßmutter, mit einem Bigamisten verheiratet war, der zwanzig Jahre lang, abwechselnd mit der einen und dann wieder mit der anderen Frau lebte. Mit beiden hatte er jeweils zwei Kinder. Seine beiden Frauen hassten sich zeitlebens.

Bettina erfuhr diese Geschichte von ihrer bereits hoch betagten Großtante, die jedoch geistig klar und rege war. Sie und ihre Schwester, Bettinas Großmutter, hatten damals sehr unter den häufigen, ziemlich ausartenden Eifersuchtsszenen gelitten, die sich zwischen ihren Eltern abspielten, und hatten sich geschworen, nie so zu leben wie diese. Bettina fühlte sich beim Hören dieser Geschichte sofort mit ihrer Urgroßmutter sehr verbunden – und das noch mehr, als die Großtante ihr deren gemaltes Porträt zeigte.

Als sie sich dann in einer Therapiestunde im inneren Bild neben ihre Urgroßmutter stellte, diese neben sich fühlte und ihr dann in die Augen sah, spürte sie, wie nahe sie dem Kampf der Urgroßmutter um ihren Mann war, den sie so ähnlich auch immer geführt hatte. Innig umarmte sie innerlich ihre Urgroßmutter, und Freude und Schmerz zugleich spiegelten sich in ihrem Gesicht. „Ich spüre, sie ist der Schlüssel zu einer bisher versperrten Türe", sagte sie anschließend gelöst.

Mathilde war in ihrer jetzt dritten längeren Beziehung wieder einmal an dem Punkt angelangt, an dem sie sich fragte, ob sie nicht lieber die Beziehung zu ihrem Freund beenden sollte. Denn sie fühlte sich bei ihm immer zweitrangig, und das machte sie traurig, unzufrieden und störrisch. Nachdem sie jedoch ihre ersten beiden Beziehungen aus demselben Grund beendet hatte, begann sie ihr eigenes Verhalten skeptisch zu betrachten, und so bat sie um eine Paarberatung.

Mathildes Partner zeigte sich als ihr sehr zugewandt, an der Beziehung mit ihr interessiert und lediglich bei ihrem Vorwurf, er behandle sie zweitrangig, ärgerlich und ungeduldig. Es sei der einzige, jedoch ständig auftauchende Streitpunkt in ihrer Partnerschaft, dass Mathilde sich oft nach seiner früheren verstorbenen Partnerin erkundige. Wenn er sich dann anerkennend über diese äußere, beende Mathilde das Gespräch mit der Bemerkung, dass sie gegenüber so einer wunderbaren Frau ja nur ein zweitrangiger Ersatz sein könne.

Bei einer Aufstellung mit Figuren stellte Mathilde seine erste Frau an seine Seite und sich selbst etwas davon entfernt und ins Leere schauend. Er hingegen stellte seine erste Frau ihm zugewandt etwas weiter weg und Mathilde an seine Seite. Das zu sehen verblüffte sie, jedoch meinte sie nach einer Weile: „Ich glaub es ihm nicht." Die Therapeutin fragte sie darauf nach den Ereignissen in ihrer Herkunftsfamilie. Mathildes Mutter war die zweite Frau des Vaters. Er war zuerst mit ihrer Schwester verheiratet gewesen. Doch diese erste Frau, Mathildes Tante, war bei einem Unfall ums Leben gekommen.

Schlagartig wurde Mathilde bewusst, dass sie ganz und gar die Gefühle ihrer Mutter auslebte. Noch dazu hatte diese ihr einmal anvertraut, dass sie den Vater vor ihrer Schwester auf einem Ball kennen gelernt und sich sehr in ihn verliebt habe. Nach dem ersten Besuch bei ihnen zu Hause hatte er aber nur mehr Augen für ihre Schwester und habe diese bald darauf geheiratet. Mit dem tragischen Tod von Mathildes Tante wurde dann der Platz an der Seite des Vaters für die Mutter frei.

Das Märchen *Schneeweißchen und Rosenrot* zeigt die Illusion, die aus solchen Verstrickungen erwächst: Wenn der Mann beide Frauen haben kann und die Frauen sich das Leben mit dem Mann teilen können, dann ist alles gut. Das ist in der Seele häufig der Nährboden für Dreiecksbeziehungen. Obwohl darin oft alle Beteiligten leiden, sind sie häufig nur schwer aufzulösen. Man muss die Liebe in der illusionären Beziehung entdecken, damit sich etwas lösen kann. Es ist eine blinde, rückwärts gewandte Liebe, die umso stärker bindet, je mehr in der Verstrickung ein schweres Schicksal wirkt, wie der frühe Tod von Mathildes Tante. In Familienaufstellungen zeigt sich häufig eine paradox erscheinende Lösung. Wenn, auf das Beispiel von Mathilde bezogen, der Vater beide Frauen zu sich und mit Liebe in den Arm nehmen kann, zuerst die erste Frau und danach die zweite, werden die Kinder von dem Drang nach einer Dreiecksbeziehung frei.

Rapunzel, spring in meinen Arm!

Bei vielen Paaren kommt es zu Konflikten, weil die Partner am anderen etwas abreagieren, was mit ihrer Beziehung selbst gar nichts zu tun hat. Man kann dabei bestimmte Verhaltensmuster beobachten, die sich verschlüsselt in den Geschichten finden lassen. Nehmen wir *Rapunzel*.

Da wird ein Mädchen von seinem Vater früh weggegeben. Es wächst nun mit der Hexe auf, sei das nun die Mutter, eine Oma, eine Tante oder eine Bezugsperson in einem Heim. Sobald es in die Geschlechtsreife kommt, sperrt die Hexe das Rapunzel in einen Turm, dessen einziger Zugang ein kleines Fenster ganz oben ist. Damit die Hexe zu dem Mädchen hinaufkommen kann, muss sie ihm zurufen: „Rapunzel, Rapunzel, lass mir dein Haar herunter." Rapunzel hat nämlich schönes, langes Haar, fest genug, dass man daran hochklettern kann. Sie hat aber auch eine schöne Stimme, mit der sie sich die Einsamkeit vertreibt. Und wie es kommen muss: Ein Königssohn hört diese Stimme, wird in seinem Herzen angerührt, kommt immer wieder, um ihr zuzuhören, bis er einmal die rufende Hexe beobachtet. So versucht er sein Glück, probiert den Spruch aus, die Haare Rapunzels fallen herab, und er klettert zu ihr. Das junge, schöne Mädchen erschrickt sehr über den Mann, der da plötzlich vor ihr steht. Aber er ist sehr lieb zu ihr, und so verliert sie die Angst, sie legen die Hände ineinander und schmieden Pläne.

Rapunzel hat aber eine Eigenart. Sie plappert gerne und verplappert sich oft. Und so kommt es, dass sie der Hexe den Geliebten verrät. Das kostet sie ihre schönen Haare und die Verbannung in eine Wüstenei. Damit nicht genug. Die Hexe benutzt die abgeschnittenen Haare, um den Königssohn zu täuschen. Als er an den Haaren Rapunzels hochgeklettert ist, aber statt seiner Geliebten die Hexe vorfindet, springt er vor lauter Verzweiflung vom Turm. Das Leben bleibt ihm, aber das Augenlicht verliert er in den Dornen. Das ist das Ende einer Liebe. Der Mann erblindet, die Frau muss die Zwillinge in Elend und Einsamkeit großziehen. In Wirklichkeit ist das das Ende der Geschichte. Nur im Märchen geht es gut aus.

Gibt ein Vater ein Kind weg, vielleicht weil er sich für das Kind nicht einzustehen traut, verbindet sich eine Tochter aus einer späteren Ehe mit diesem weggegebenen Kind und fühlt wie dieses. Die Tochter ist dem Vater böse. Weil sie aber wie alle Kinder ihren Vater liebt, bekommt das der Geliebte ab. An ihm rächt sie sich für ihre weggegebene Schwester. Der Mann zahlt dafür mit Verwirrung und Angst. Die Frau bezahlt mit Einsamkeit.

Eine Frau, Astrid, kam in eine Gruppe. Sie tat sich schwer, mit dem Schicksal fertig zu werden, dass ihr Mann aus Angst, verrückt zu werden, sich umgebracht hatte. Diese Frau wirkte sehr verwirrt. Erst als sie von ihrer Halbschwester erzählte, von deren Existenz sie erst kurz zuvor erfahren hatte, sprach sie klar.

Ihr Vater hatte eine Verlobte, verliebte sich aber in ihre Mutter. Da erfuhr er, dass seine Verlobte von ihm schwanger geworden war. Dennoch verließ er sie. Diese gebar das Kind und gab es in ein Waisenhaus. Einige Wochen nach dem Seminar machte Astrid dieses Waisenhaus ausfindig und erfuhr, dass ihre Schwester – „ein so liebes Kind“, wie sich eine alte Betreuerin erinnerte – mit sechs Jahren an einer Kinderkrankheit gestorben war, zufällig genau am dritten Geburtstag von Astrid. Das Schicksal ihrer Schwester berührte Astrid sehr, und sie wollte einen kleinen Teil ihres Erbes dem Waisenhaus schenken.

In der Aufstellung ihres Gegenwartssystems war deutlich geworden, dass eigentlich sie aus der Familie hinaus in den Tod gehen wollte, und dass ihr Mann das für sie vollzogen hatte. Auch eine frühere Ehetherapie konnte die Liebe des Paares und das Leben des Mannes nicht retten. Die Kraft der Verstrickung war zu groß. Wir wissen nicht, ob ein rechtzeitiges Wissen von der Existenz und dem Schicksal der Schwester Astrids den Werdegang der Ehe verändert hätte. Doch über die Klarheit und die Zustimmung konnte sich Astrid aus den depressiven Zuständen lösen, sie kam mit ihrem verstorbenen Mann in Frieden und sorgte wieder mit Kraft für ihre beiden Söhne. Etwa zwei Jahre nach dem Seminar meldete sie sich wieder mit einer Frage zu ihrer Beziehung zu einem Freund, die sie vorsichtig eingegangen war. Der Therapeut sagte zu ihr, wenn Rapunzel schon im Turm eingesperrt sei, dann sei es jedenfalls besser, sie rufe von oben dem Geliebten zu: „Bitte, breite deine Arme aus und fang mich auf. Ich springe.“

Wer ist die Schönste im ganzen Land?

Wer wartet im Sarg aus Glas auf den Prinzen? Weiß wie Schnee, rot wie Blut und schwarz wie Ebenholz! *Schneewittchen* ist es. Der Kampf zwischen ihr und ihrer Stiefmutter, wer denn die Schönste im Lande sei, beantwortete der Zauberspiegel zu Ungunsten der Königin. Es geht um den Platz beim Vater. Für Schneewittchen ist dieser Kampf im Märchen aussichtslos und beinahe tödlich. Auch in der Realität von Familien ist es meist das Kind, das gehen muss, wenn es zur Eifersucht zwischen Mutter und Tochter im Konkurrenzkampf um den Vater kommt.

Eva hatte als Kind immer Angst, ihre Mutter wolle sie umbringen. Sie erzählte, dass ihr Vater sie als Kind heiß und innig geliebt habe. Bis in die Pubertät hinein tollte sie häufig im Bett mit dem Vater herum, bis die Mutter ihr das Ehebett verboten habe. Der Vater habe sich dann um des lieben Friedens willen von ihr zurückgezogen und habe nur mehr für seine Arbeit gelebt. In der Aufstellung wurde die Dynamik in der Familie deutlich. Die Mutter hatte vor dem Vater einen Verlobten, der kurz vor der geplanten Eheschließung tödlich verunglückt war. Zu diesem geliebten Mann zog es die Mutter. Der Vater wollte nichts von diesem Sog seiner Frau zu dem gestorbenen Verlobten wissen. Er hatte nur Augen für seine einzige Tochter. Als die Stellvertreterin für Evas Mutter zu dem Verlobten gestellt wurde, trat die Stellvertreterin von Eva sofort zu ihrem Vater und umarmte ihn. Da wurde die Mutter böse und sagte: „Das will ich nicht."

Die Lösung hatte in der Aufstellung zwei Elemente. Die Eltern wurden nebeneinander gestellt, und es folgte ein Dialog zwischen den Eheleuten, in dem der Vater die Liebe seiner Frau zu diesem Verlobten würdigte und anerkannte. Und die Mutter sagte zu ihrem Mann, dass jetzt er ihr Mann sei und sie sich freue, wenn er sie jetzt in seinem Herzen habe. Der Stellvertreter des Vaters äußerte darauf: „Jetzt sehe ich meine Frau zum ersten Mal." Eva aber wurde wütend und sagte: „Das ist Theater. Das glaube ich nicht." Der Therapeut sagte darauf zu ihr: „Wenn du bereit bist, lasse ich dich eine sehr schwere Übung machen." Eva war bereit, und so musste sie sich lange und tief vor ihrer Mutter verneigen. Als sie so mit tief gebeugtem Oberkörper vor ihrer Mutter stand, begann es sie zu schütteln, und sie weinte heftig. Da ging die Stellvertreterin ihrer Mutter auf sie zu und nahm sie in den Arm. Dort blieb Eva lange, bis ihr Weinen aufhörte und ihr Atem sich beruhigte. Dann schaute sie ihrer Mutter in die Augen und sagte einfach: „Mama."

Darauf stellte der Therapeut sie vor den Vater und ließ sie sagen: „Papa, der Platz bei dir gehört Mama. Ich ziehe mich jetzt mit Liebe von dir zurück."

Manchmal trifft das Märchen *Schneewittchen* noch genauer zu. Es geht ja eigentlich um die Eifersucht zwischen einer Stiefmutter und ihrer Stieftochter. Christa war in eine Gruppe gekommen, weil sie Schwierigkeiten mit ihrem Mann und ihren Kindern hatte. Die erste Frau ihres Mannes war gestorben, sodass er zwei Kinder in die zweite Ehe mitgebracht hatte. Auch der erste Mann von Christa war gestorben, und auch sie hatte aus dieser Ehe zwei Kinder. Zur Zeit des Seminarbesuchs waren diese Kinder alle zwischen sechzehn und achtzehn Jahre alt. Da war natürlich viel los in der Familie. Christa engagierte sich außerordentlich für alle vier Kinder und wollte auf alle Fälle vermeiden, die Kinder ungleich zu behandeln, und sei es bei der kleinsten Kleinigkeit. In der Gruppe sagte sie, ihr

Mann helfe ihr bei der Erziehung wenig, und lange halte sie das nicht mehr aus. In die Aufstellung eines anderen Kursteilnehmers, der immer Angst gehabt hatte, seine Mutter würde ihn verlassen, platzte sie aus der Runde heraus mit der Bemerkung: „Aber eine Mutter verlässt doch ihr Kind nie!"

In einer Geschichtenrunde hatte sie als ihr Kindermärchen *Schneewittchen* genannt. Als sie an der Reihe war, die Informationen aus ihrer Herkunftsfamilie mitzuteilen, wurde deutlich, dass sie eine äußerst enge Bindung an ihre Mutter hatte, und dass das Schicksal des Schneewittchens zu ihrer Mutter gehörte. Deren Mutter war gestorben, als Christas Mutter fünf Jahre alt war. Der Großvater hat bald darauf wieder geheiratet. Die Mutter von Christa kam aber mit ihrer Stiefmutter überhaupt nicht zurecht, sodass sie mit acht Jahren in die Familie einer Tante kam. Sie hatte ihren Vater als Kind heiß und innig geliebt, war ihm aber böse geworden, nachdem ihr Vater wieder geheiratet und später zugestimmt hatte, dass sie zur Tante gehen müsse. Jetzt wurde auch deutlich, wohin der spontane Satz von Christa im fremden Zusammenhang – „Eine Mutter verläßt ihre Kinder nie!" – gehörte. Er gilt eigentlich der Großmutter, die Christas Mutter durch ihren Tod verlassen hatte. In der Aufstellung sagte sie dann auch mit voller Überzeugung zu ihrer Oma: „Ich sorge an deiner Stelle für meine Mutter." Gleichzeitig ist sie mit ihrer Mutter deren Stiefmutter böse und würde es sich nie verzeihen, wenn sie wie diese das vom Vater mitgebrachte Kind hintanstellen würde. Vom Großvater sprach sie abfällig, weil er zugestimmt habe, dass ihre Mutter von ihm weggekommen war.

Christa springt ihrer Mutter gegenüber in eine Lücke, welche die Großmutter durch ihren frühen Tod hinterlassen hatte. Sie sorgt sich um ihre Mutter und sie fühlt mit ihrer Mutter. Mit ihrer Mutter ist sie deren Stiefmutter böse, weil sie die Mutter als Kind von ihrem Platz beim Großvater vertrieben hatte, und mit ihrer Mutter ist sie ihrem Großvater gram, dass er seiner Tochter nicht den Vorrang gegeben hat und sie nicht geschützt hat.

Meist zeigt sich in dem Märchen *Schneewittchen* ein Familiengeschehen, das häufig in der Psychotherapie auftaucht: die Verstrickung eines Kindes in das Paarsystem der Eltern. Werden die Bedürfnisse als Mann und Frau von den Eltern in der Paarbeziehung nicht befriedigt, zieht es die Tochter zu ihrem Vater oder den Sohn zu seiner Mutter, als könnten die Kinder dem einen Elternteil geben, was ihm vom anderen Elternteil fehlt. Die Verstrickung einer Tochter in die unerfüllten Bedürfnisse ihres Vaters als Mann wird besonders deutlich in dem Märchen *Allerleirauh*:

Eine Königin bat auf dem Totenbett ihren Mann, den König: „Wenn du dich nach meinem Tode wieder vermählen willst, so nimm keine, die nicht ebenso schön ist, wie ich bin, und die nicht solche goldenen Haare hat, wie ich habe; das musst du mir versprechen." Der König war nach dem Tod seiner Frau untröstlich. Gedrängt, wieder eine Frau zu nehmen, damit es wieder eine Königin gebe, ließ er sein ganzes Reich nach einer Frau absuchen, die so schön wäre wie die verstorbene. Eine solche Schönheit wurde aber nirgends gefunden. Da fiel der Blick des Königs auf seine inzwischen herangewachsene Tochter, und er sah, dass sie so schön war wie ihre Mutter und die gleichen goldenen Haare hatte. Sogleich fühlte er eine heftige Liebe zu ihr, und er sagte zu seinen Räten: „Ich will meine Tochter heiraten." Die Räte erschraken und die Tochter noch viel mehr. Und als nichts mehr half und vom Vater auch die für unerfüllbar geglaubten Bedingungen erfüllt worden waren, floh das Mädchen, eingehüllt in den Mantel aus dem Rauhwerk aller im Reich vorkommenden Tiere, den sie vom Vater verlangt hatte, und an Gesicht und Händen mit Ruß geschwärzt. So wurde sie zu *Allerleirauh*. Natürlich geht es im Märchen gut aus, und sie wurde Königin in einem anderen Königreich. Im Leben aber droht die Geschichte nicht so freudig zu enden. Da bleibt es bei dem unerlösten Teil der Geschichte, dass die junge Frau ihre Schönheit verbergen und, als „Rauhtierchen" angesehen, all die schlechte Arbeit in der Küche machen muss.

Die Geschichte *Allerleirauh* bezieht sich auf einen Missbrauch oder drohenden Missbrauch in einer Familie. Zum Beispiel erzählte eine Frau, Suse, dass sie sich in ihrer Kindheit und Jugend häufigen Zudringlichkeiten ihres Vaters erwehren musste. Ihre Mutter war lungenkrank und immer wieder für längere Zeit in einem Sanatorium. Den Annäherungsversuchen ihres Vaters konnte sie sich nur dadurch entziehen, dass sie immer ein jüngeres Geschwister auf den Arm oder an ihre Seite nahm. Ihrer Mutter hatte sie nie davon erzählt. Mit sechzehn lief sie aber von zu Hause weg zu einer Tante, der sie sich anvertraute. In der Aufstellung sagte der Stellvertreter für den Vater ganz klar, indem er auf seine Tochter deutete: „Das ist meine Frau." Suse war in eine Gruppe gekommen, weil sie sich immer von den Männern zurückzog, wenn diese an ihr als Frau Interesse zeigten. Sie verbarg ihre Figur unter weiten, farblosen Kleidern. Im Beruf war sie sehr tüchtig. Doch sie klagte, dass sie immer die „Drecksarbeit" machen müsse.

Wenn das Märchen *Allerleirauh* als frühes Kindermärchen erinnert wird, bezieht es sich meist auf jemand anderen in der Familie. Eine Frau namens Waltraud, die alleine lebte und viele Stunden Therapie hinter sich hatte, wollte in einer Gruppe klären, ob sie von ihrem Vater als Kind missbraucht worden sei. In einer Therapie war auf Grund ihrer Träume dieser Verdacht hochgekommen. Sie konnte sich aber nicht erinnern. Die Familienaufstellung gab keinen Hinweis auf einen Missbrauch durch ihren Vater. Waltraud erinnerte sich aber, dass ihre Mutter einmal von einer Schwester des Vaters erzählt habe, die vom Großvater missbraucht worden und als junge Frau weggegangen und spurlos verschwunden sei. Als diese Tante in die Aufstellung mit hineingenommen worden war, ergab sich ganz klar der berührende und lösende Bezug von ihr und Waltraud.

Renate lebte seit Jahren ohne Sexualität mit ihrem Mann. Nach der Geburt der Tochter hatte sie sich von ihm zurückgezogen. Er arrangierte sich durch gelegentliche Beziehungen zu anderen Frauen. Auf die Frage, welche Frau denn früh ihre Mutter verloren habe und dann im Bann ihres Vaters geblieben sei, antwortete sie: „Meine Großmutter!"

Als diese dreizehn Jahre alt war, starb ihre Mutter. Sie mußte dann beim Vater bleiben und lebte in inniger Gemeinschaft mit ihm. Erst im Alter von fünfundzwanzig Jahren ging sie in einer Nacht- und Nebelaktion von ihrem Vater weg. Die spätere Ehe der Großmutter mit dem Großvater war schwer. Immer wieder lebte der Großvater bei einer anderen Frau. Während des Krieges wurde die Großmutter von einem unbekannten Mann schwanger, vermutlich auf Grund einer Vergewaltigung. Sie gebar das Kind und gab es zur Adoption. Nach wenigen Monaten ist dieses Kind dann gestorben.

In der Aufstellung fiel Renate ihrer Großmutter in den Arm und sagte ihr unter Tränen und mit einer tiefen Liebe: „Ich nähere mich nie wieder einem Mann!" – und sie erschrak, als sie wahrnahm, was sie da eigentlich sagte.

Papa Wolf, du bleibst draußen!

In dem Märchen *Der Wolf und die sieben jungen Geißlein* steht schon im zweiten Satz, worum es in dieser Geschichte geht. Da sagt nämlich eine Mutter zu ihren Kindern: „Kinder, hütet euch vor dem Vater." Der Wolf ist der Vater. Er läuft viel im Wald umher, liebt es vielleicht, draußen herumzustreunen und öfters einmal allein seinen Geschäften nachzugehen. Doch kommt er nach Hause, wird ihm die Türe verschlossen, und alle seine Künste, seine Stimme und sein Aussehen zu verstellen, helfen ihm nichts. Denn die Mutter hat die Kinder gewarnt: „Lasst den Vater nicht herein!" Gelingt ihm der Zutritt zu den Kindern doch, wird eines ihn der Mutter verraten. Die Mutter ist lieb, der Vater ist der Bösewicht, vor dem die Kinder sich in Acht nehmen müssen, dass er ihnen nicht Gewalt antut. Für wen aber geht die ganze Geschichte in Wirklichkeit schlecht aus? Der Wolf ist letztlich der Leidtragende.

Dieses Märchen verweist in Familien auf ein Beziehungsmuster, das oft über mehrere Generationen verläuft: Die Frauen sind die Guten, und die Männer sind die Bösen. Der Großvater ist ein „Wolf", der Vater ist ein „Wolf" und der Sohn wird es auch. In Familien wirkt oft ein „Teufelskreis" in der Beziehung: Der Mann tut etwas oder verhält sich so, dass die Frau und die Kinder ihn nicht mehr achten. Je mehr der Vater aber ausgeschlossen wird, desto mehr verhält er sich auch wie ein „Wolf". Das dient dann der Mutter als Anlass, den Vater von den Kindern und von sich fern zu halten.

Tief in der Seele stehen aber einige oder alle Kinder zum Vater. Macht in einer Beziehung ein Partner den anderen schlecht, missachtet er ihn oder fühlt er sich ihm gegenüber im Recht, zieht er äußerlich die Kinder an sich. Die Seele sucht aber dann einen Ausgleich und eine Art Rechtfertigung für den ausgeklammerten Partner.

Alfred war ein großer und korpulenter Mann. Ein dunkler Vollbart verbarg seine Gesichtszüge. Er war geschieden, und seine Frau verweigerte ihm den Umgang mit den Kindern, mit der Begründung, er übe schlechten Einfluss auf sie aus. Er fühlte sich sehr einsam und suchte einen Weg, dass ihn die Frauen nach einer Weile ganz glücklichen Zusammenseins „nicht immer vor die Tür setzten". In der Aufstellung seiner Herkunftsfamilie fand sich sein Vater nach außen gedreht in der Ecke des Raumes wieder, während die Mutter vor den fünf Kindern stand und in einer ersten Reaktion die Kinder nahm und mit ihnen einen Kreis bildete. Als der Vater umgedreht worden war und den Kreis von Frau und Kindern ansehen musste, wurde er zuerst wütend, und dann drehte er sich wie im Trotz wieder um und wischte sich verstohlen einige Tränen aus den Augen.

Auf die Frage nach weiteren Informationen zeigte sich dann die Dynamik und die Männertragödie in der Familie. Die Eltern von Alfreds Vater hatten ihren jüngsten und liebsten Sohn durch einen Fahrradunfall mit fünfzehn Jahren verloren. Obwohl sie nicht mehr die jüngsten waren, zeugten sie als Ersatz für den geliebten Sohn nochmals ein Kind. Das wurde Alfreds Vater. Der Großvater aber fing zu trinken an und soll mehr in der Wirtschaft als zu Hause gewesen sein. Die Großmutter ging dann mit ihren fünf Kindern auf den Hof einer verwitweten Schwester. Der Großvater bewirtschaftete seinen Hof alleine und starb bald. Er habe sich zu Tode getrunken. Alfreds Vater war früh von seiner Mutter weggegangen, um eine Lehre weit weg vom Heimatort zu machen. Er heiratete jung, und die Ehe war anfangs sehr glücklich. Doch mit jedem neugeborenen Kind wurde die Beziehung der Eltern immer kälter. Der Vater war beruflich viel unterwegs und soll dabei einige Frauenbeziehungen gehabt haben. Alfred, der Älteste von den Geschwistern, hatte seinen Vater immer geliebt. Er habe zwar sehr unter der häufigen Abwesenheit des Vaters gelitten, sei aber auf der anderen Seite auch froh gewesen, wenn der Vater wieder fortgegangen sei: „Dann war wenigstens Frieden zu Hause." Im Alter von vierzehn Jahren hatte Alfred dann seinen Vater durch einen Autounfall verloren. Während einer Dienstfahrt sei dieser an einen Baum gefahren und auf der Stelle tot gewesen.

In der Familienaufstellung wurden der Großvater und der verunglückte Bruder neben den Vater und Alfred ihnen gegenübergestellt. Die Männer sahen sich äußerst berührt an und fielen sich spontan in die Arme. Nach einer Weile lösten sie sich, und der Therapeut ordnete die Familie so, als hätten sich die Eltern getrennt. Alfred kam neben seinen Vater zu stehen und freute sich sehr, ihm nahe sein zu dürfen.

Ein Mann, dessen Beziehungen bisher alle gescheitert waren, erinnerte sich voller Ärger, wie er sich als Jugendlicher stundenlang den Frust seiner Mutter über seinen Vater anhören mußte. Der Vater war seinem Sohn durchaus liebevoll zugewandt gewesen, doch er hatte damit keine Chance. Die Vorwürfe der Mutter, so unangenehm sie für den Jungen waren, hatten Spuren in seinem Vaterbild hinterlassen. Er mochte seinen Vater, aber er verurteilte ihn als schwach. Zu erkennen, dass genau dieses Urteil ihn selbst schwächte und ihn seinem Vater ähnlich machte, erschreckte ihn und befreite ihn zugleich. Den Vater nach langer Zeit losgelöst vom Blick seiner Mutter mit seinen eigenen Augen sehen zu dürfen, öffnete sein Herz für den Fluss seiner Liebe zu ihm.

Grenzt eine Mutter den Vater aus, wird nicht nur die Beziehung des Kindes zum Vater gestört, sondern auch die zur Mutter, weil diese den Zugang zum Vater behindert. So entwickeln sich unbewusst negative Grundüberzeugungen in Bezug auf das Mann- und das Frausein und die Partnerschaft von Mann und Frau, die sich auf die künftige eigene Gestaltung von Beziehungen dementsprechend auswirken.

Häufig bleiben Männer draußen vor der Türe, wenn sie aus unterschiedlichen Gründen lange von der Familie getrennt waren, durch berufliche Notwendigkeiten, lange Aufenthalte im Krankenhaus und vor allem durch Krieg und Gefangenschaft.

Eine Frau erzählte zum Beispiel, dass ihr Vater nervenkrank aus dem Krieg gekommen sei und sich in der Familie nicht mehr zurechtgefunden habe. Er habe dann die meiste Zeit in einer Nebenkammer gewohnt und sei da ziemlich isoliert geworden, „damit die Kinder nicht unter den Einfluss seiner Krankheit kommen.“ Ihre Mutter habe immer verbittert betont, dass sie die ganze Arbeit machen müsse. Diese Frau litt an ihrer Beziehung zu ihrem Mann. Sie warf ihm vor, dass er sich nicht um die Kinder kümmere. Es wurde aber sehr schnell deutlich, dass sie ihm die Sorge um die Kinder nicht zutraute und zumutete. Sie war der tiefen Überzeugung, dass nur die Frauen eine Familie aufrechterhalten könnten.

Ein Mann, Peter, konnte sich nicht entscheiden, mit seiner langjährigen Freundin in eine Wohnung zu ziehen, obwohl er sie sehr liebte. Er könne sich das Zusammenleben in einer Wohnung einfach nicht vorstellen. Der Zusammenhang kam schnell ans Licht. Als Peter fünf Jahre alt war, kam sein Vater nach langer Gefangenschaft zurück nach Hause. Der Junge hatte sich an das geborgene Leben bei Mutter und Großmutter gewöhnt. Da kam plötzlich dieser „fremde" Mann, abgemagert, finster und erschöpft. Peter konnte sich noch erinnern, wie tief erschrocken er war, und dass er weinend weggelaufen sei. Er wurde nun gegen seinen Widerstand aus dem Schlafzimmer seiner Mutter in ein eigenes Zimmer befördert. Doch auch der Vater blieb nicht lange im elterlichen Schlafzimmer. Er zog sich in eine Dachkammer zurück und widmete sich, arbeitslos, in erster Linie seiner Briefmarkensammlung. Ab und zu erschien er im Kreis der Familie zum Essen. Gelegentlich zeigte er dem Sohn stolz seine Briefmarkensammlung. Doch ein Gefühl der Zugehörigkeit zum Vater erlebte Peter nicht.

Die Geschichte einer Frau namens Clara weist Ähnlichkeiten auf. Ihre Eltern kannten sich nur kurz. Dann musste der Vater in den Krieg. Im ersten Heimaturlaub heirateten die Eltern. Neun Monate später kam Clara zur Welt und wuchs bei ihrer Mutter und den Großeltern heran. Der Vater gehörte zu den letzten Heimkehrern. Clara hatte noch genau den Bahnhof vor Augen, auf dem sie monatelang immer an bestimmten Tagen auf den ersehnten Papa wartete, lange Zeit vergebens. Kurz bevor sie fünf Jahre alt wurde, kam der Vater endlich mit einem der Züge. Clara hatte sich wunderschön ausgemalt, wie es sein würde, wenn „er" endlich da sein würde. Doch es kam ganz anders. Der Vater war krank. Er brauchte viel Ruhe, sprach wenig und konnte die überschäumende Liebe seiner kleinen Tochter nicht gemäß beantworten. Die Mutter schien auch mit einer großen Enttäuschung zu kämpfen. Sie weinte viel, obwohl sie sich sehr um den Vater bemühte. Statt der erträumten Glückseligkeit zogen Schweigen, Tränen, Vorsicht und Sorgen ins Haus. Als der Vater eineinhalb Jahre später in ein Sanatorium gebracht wurde, war Clara nicht traurig, sondern erleichtert. Für dieses Gefühl der Erleichterung fühlte sie sich noch als Erwachsene schuldig. Nach diesen Kindheitserlebnissen gestaltete Clara ihre Männerbeziehungen: Sie erträumte sich innig die Beziehung zu einem Mann. Die Anfangsphasen der Beziehungen verliefen immer bezaubernd. Doch die Männer entpuppten sich bald als „enttäuschend", sodass sie voller Schuldgefühle wieder von ihnen fortging.

Aber was sollten sie sonst wollen? Die Sexualität zwischen Mann und Frau ist das intimste, tiefste und weitreichendste menschliche Geschehen überhaupt. Wie immer wir darüber denken, wir beugen uns alle in irgendeiner Form dieser großen Kraft – und meist tun wir es mit Lust und Liebe. Es ist also kein Wunder, dass die Geschichten, die wir erzählen, vor allem die Liebe und ihre Folgen in den Mittelpunkt stellen. Doch in der Liebe und der Sexualität ahnen wir auch schon den Schrecken und den Tod. Wir wissen, dass die Verbindung von Mann und Frau beide an ihre Grenzen führt, zum Wissen um die Vertreibung aus dem Paradies und zur Erkenntnis der Nacktheit, zum Schmerz des Gebärens und zum Schweiß der Lebenssicherung, zum Ringen um einen Platz im Leben und zu Kampf, Leid und Tod. Hinter allem Wissen um unsere Begrenztheit und Gefährdung spüren wir die Sexualität und die Liebe als die unausweichliche, treibende Kraft menschlichen Daseins.

Es ist das Unausweichliche in der Verbindung von Mann und Frau, das uns auch ängstigt. So mögen sich mancher Mann und manche Frau weigern, eine Beziehung einzugehen. *König Drosselbart* ist so eine Geschichte:

Ein König hatte eine Tochter, die über alle Maßen schön war, aber dabei so stolz und übermütig, dass ihr kein Freier gut genug war. Sie hatte an allen etwas auszusetzen, wies einen nach dem anderen ab und trieb noch ihren Spott mit ihnen. Besonders schlimm machte sie sich über einen guten König lustig: „Ei", rief sie und lachte, „der hat ein Kinn wie die Drossel einen Schnabel." Seit der Zeit bekam er den Namen Drosselbart.

Der König wurde über seine Tochter sehr zornig und schwor, sie dem ersten Bettler, der vor seine Türe komme, zur Frau zu geben.

So musste die Königstochter heiraten, keinen edlen Mann, sondern einen Spielmann. Mit ihm musste sie zu seiner ärmlichen Hütte, war gezwungen Feuer zu machen und kochen zu lernen, auch sonst die ganze Arbeit zu tun und den Lebensunterhalt zu verdienen. Ihre Reue kam zu spät: „Ich arme Jungfer zart, ach hätt' ich genommen den König Drosselbart!"

Im Märchen entpuppte sich der Bettler als der großzügige König Drosselbart. Obwohl sich die Königstochter seiner nicht mehr würdig fühlte, behielt er sie als seine Frau und setzte sie wieder ein in Pracht und Würde. Er hatte sich verstellt, um ihren stolzen Sinn zu beugen und ihren Hochmut zu strafen.

Doch welche Ehe musste sich daraus ergeben? Die Frau wurde gezwungen, den Mann zu nehmen, den ihr Vater ihr zubilligte. Liebe floss hier nicht. Und was sollte die Frau mit dem Großmut ihres Mannes anfangen, der eine reine Erziehungsmaßnahme bedeutete?

Ulrike war unverheiratet. Viele Männer hatten um sie geworben, doch sie heiratete keinen. Sie litt zwar unter ihrem Alleinsein, aber wenn sie von den Männern sprach, verzog sie schmerzlich und verächtlich ihren hübschen Mund. Die Frage nach einem Lieblingsmärchen der Kindheit beantwortete sie lachend mit *König Drosselbart*. Auf die Bemerkung hin, dass diese Geschichte „eine Mussheirat“ bedeute, die für die Frau schlecht ausgehe, wurde sie ernst und erzählte mit Bitternis in der Stimme die Geschichte ihrer Mutter:

Sie war als jüngste Tochter auf dem Bauernhof ihrer Eltern groß geworden. Die zwei Brüder waren als Kleinkinder gestorben. Weil es so keine männlichen Hoferben gab, musste sie den Hof übernehmen. Damit ein Mann auf den Hof kam, heiratete sie auf Drängen ihres Vaters einen erst jüngst im Dorf zugezogenen Mann, den sie kaum kannte und nicht liebte. Dieser Mann, Ulrikes Vater, wurde aber bald schwer krank und war nach Aussage der Ärzte dem Tode geweiht. So entzog er sich meist der Arbeit, starb aber nicht. Stattdessen ging er oft in eine Kneipe und hatte viele Freundinnen. Die Mutter machte die ganze Arbeit im Haus und auf dem Hof, stumm und verbittert. Für die Kinder war sie die Gute. Der Vater aber wurde von den Kindern verurteilt und für den relativ frühen Tod der Mutter verantwortlich gemacht.

Auf eine ganz andere Weise kommt es im Märchen *Brüderchen und Schwesterchen* zu einer Bindung von Mann und Frau. Hier nehmen sich zwei Kinder schweren Herzens an der Hand und machen sich auf in die weite Welt hinein. Sie sind sich lieb und zugetan. Doch das „Brüderchen“ drängt nach Sexualität. Es kann sich nur eine Weile beherrschen, nicht aus den verzauberten Quellen zu trinken, um für das „Schwesterchen“ kein wildes Tier zu werden und sie zu zerreißen. Von der dritten Quelle trinkt der Junge und wird zum

Reh. Damit es nicht wegläuft, bindet das Mädchen ein goldenes Strumpfband um seinen Hals und führt es an einem Strick aus Binsen. Doch es weiß, es wird das Reh verlieren.

So geht es zwar nicht im Märchen aus, aber häufig im Leben. Das Thema von *Brüderchen und Schwesterchen*, bezogen auf die Familiendynamik, heißt: „Eine zu frühe Liebe." Es geht um einen sehr jungen Mann und eine sehr junge Frau, vielleicht fünfzehn oder siebzehn Jahre alt, die sich, an ihrer jeweiligen Familie leidend, finden und innig lieben. Das liebende Mädchen wehrt ab, doch der Junge drängt. So kommt es zu einer frühen Bindung.

Wer dieses Märchen nennt, bindet sich selbst häufig früh. So strahlte eine Frau auf, als sie erzählte, dass sie mit vierzehn ihren ersten Freund kennen gelernt hatte und nie mehr so geliebt habe wie damals. Der Bezug gilt aber der frühen Liebe der Mutter. Häufig ist es der Vater, an den sich die Mutter früh gebunden fühlt, meist, weil ein Kind kommt, und die Mutter dafür Verantwortung mit dem Vater zusammen übernehmen will. Wenn dann die ersten Schwierigkeiten in der Beziehung auftauchen, wird die Mutter dem Vater böse und wirft ihm sein frühes sexuelles Drängen vor. Das Kind, obwohl selbst oft das Ergebnis, verbündet sich mit der Mutter. Es liebt aber immer auch den Vater, und so rechtfertigt es ihn, indem es sich später genauso verhält wie er.

Eine zu frühe Liebe kann sich aber auch auf die Mutter in Bezug auf einen anderen frühen Liebhaber von ihr beziehen und manchmal auch auf eine frühe Liebe des Vaters.

Eine Frau war von ihrer Mutter früh zur Großmutter gegeben worden. Mit ihrer Mutter hatte sie selten Kontakt. Diese Mutter hatte ihren Vater bald nach der Hochzeit verlassen, noch zweimal geheiratet, viele zusätzliche Männerbeziehungen gelebt und war mit vierzig verunglückt. Erst während der kleinen Familienfeier nach der Beerdigung ihrer Mutter erfuhr sie von einer leidenschaftlichen Jugendliebe ihrer Mutter. Sie und ihr Geliebter waren noch keine achtzehn Jahre alt gewesen. Sie hatten aber schon eine Sondergenehmigung für ihre Hochzeit erhalten, da stürzte der junge Mann in den Bergen tödlich ab.

Ein Mann stellte seine Gegenwartsfamilie. Er war dreimal verheiratet gewesen, hatte aus allen Ehen Kinder und lebte jetzt bei einer vierten Frau. Er hätte sie gerne geheiratet, sie aber wollte nicht. Die Beziehungen in der Aufstellung waren äußerst chaotisch, und alle Frauen waren dem Mann böse. Da wurde das System geordnet, zuerst die erste Frau mit Kindern und dann die zweite Frau mit dem Kind und so weiter. Jetzt erschien das System zwar sehr ordentlich, aber die Frauen waren dem Mann immer noch sehr böse. Da erkundigte sich der Therapeut nach einer Beziehung vor der ersten Frau. Der Mann verneinte auf mehrmaliges Fragen hin immer wieder, bis er mit einer wegwerfenden Handbewegung sagte, eine Jugendliebe habe er halt gehabt, zwischen fünfzehn und siebzehn Jahren. Es war eine intensive sexuelle Beziehung. Er hatte die Freundin dann verlassen, um im Ausland zu studieren. Später erfuhr er, dass die Freundin schwanger geworden war und heimlich abgetrieben habe. Sie habe dann geheiratet, sei aber bald darauf in die Psychiatrie gekommen.

Der Mann hatte *Brüderchen und Schwesterchen* als seine Kindergeschichte genannt, und in seiner ersten Beziehung lebte er irgendwie diese Geschichte. Mit wem er dabei im Schicksal verbunden war, wurde nicht deutlich. Seine Eltern hatten aber sehr spät geheiratet. Über deren mögliche früheren Beziehungen wusste er nichts.

Verbunden mit Scham und dem Wunsch nach Geheimhaltung lasten auf Familien Ereignisse, in denen ein Mann eine Tochter oder eine Enkelin oder andere Mädchen verführt, um zu bekommen, was er vielleicht als Mann bei seiner Frau nicht zu bekommen glaubt. Diese Dynamik kommt manchmal über das Märchen *Rotkäppchen* an den Tag.

Rotkäppchen wird von ihrer Mutter durch den Wald zu ihrer kranken Großmutter geschickt, um ihr etwas zum Essen zu bringen. Eigenartigerweise warnt die Mutter ihre Tochter, sich sittsam zu benehmen und den Weg nicht zu verlassen, läßt sie aber doch den anscheinend gefährlichen Weg gehen. Das Mädchen trifft den Wolf, der sich mit ihr unterhält und sie zum Blumenpflücken verleitet, sodass er Zeit hat, zuerst bei der Großmutter anzukommen und sie zu fressen. Als Großmutter verkleidet legt er sich in deren Bett, erwartet das Mädchen und freut sich auf das junge, zarte Ding, einen leckeren Bissen, der ihm noch besser schmecken wird als die Alte.

Wir kennen alle diese Geschichte. Doch obwohl es nahe liegt, dass es der Großvater ist, der im Bett der Großmutter liegt, verschließen wir gerne den Blick davor. *Rotkäppchen* ist eine Verführungsgeschichte zwischen einem Großvater und seiner Enkeltochter. Meist bezieht sie sich auf den väterlichen Großvater, manchmal auch auf den mütterlichen oder einen anderen erwachsenen Mann aus der Familie, zum Beispiel einen Onkel.

Bettina war wegen sexueller Ängste in einer Therapie. Auf Grund von Träumen äußerte eine Therapeutin den Verdacht, dass sie als Kind missbraucht worden sein könnte. Sie fragte darauf ihre Mutter, und die bestätigte ihren Verdacht. Die Eltern hatten sie wegen einer Urlaubsreise zu den väterlichen Großeltern gegeben. Als sie das Kind dann wieder zu sich geholt hatten, habe Bettina eine Zeitlang schwere Verhaltensstörungen gezeigt und über Alpträume geklagt. Die Eltern mieden daraufhin den Kontakt mit den Großeltern.

In diesem Fall bezog sich das Märchen *Rotkäppchen* auf Bettina selbst. Häufig bezieht es sich aber auch auf andere Personen. Rosa äußerte nach dem Nennen ihres Kindermärchens den Verdacht, dass sie als Kind von ihrem Vater missbraucht worden sei. Die Aufstellung ihrer Familie bestätigte aber diesen Verdacht nicht. Auf Nachfragen erfuhr sie aber, dass eine Tante, die älteste Schwester ihres Vaters, vom Großvater missbraucht worden war. Sie war dann ins Rotlichtmilieu geraten, und die Familie hatte den Kontakt zu ihr abgebrochen. Zu dieser Tante gehörte also der vermutete Missbrauch.

Eine schon ältere Frau nannte auch *Rotkäppchen* als ihr Lieblingsmärchen. Es ergab sich aber keine Spur. Am Ende der Gruppe aber erzählte sie dem Therapeuten etwas, das sie vor der Gruppe nicht hatte sagen wollen. Sie litt immer noch darunter, dass ihr Vater ihr, als sie dreizehn Jahre alt war, und ihren Freundinnen auch Zungenküsse gegeben habe. Aus einer Eingebung heraus fragte der Therapeut sie, ob ihr Vater vielleicht eine Schwester hatte, von der er lange nichts gewusst habe. Erstaunt bejahte sie, das habe die Familie aber erst vor kurzem erfahren. Der Großvater hatte vor seiner Ehe eine Beziehung zu einer Frau, die von ihm eine Tochter bekam. Zuerst lebte der Großvater bei dieser Frau und seinem Kind, dann sei diese Beziehung auf Grund irgendeines Vorfalls auseinander gegangen. Diese Schwester war mit dreizehn Jahren gestorben. Da sagte der Therapeut: „Die hat dein Vater geküßt." Diese Bemerkung erschien der Frau sofort einleuchtend, und sie war sehr erleichtert.

Nicht immer muss der Mißbrauch sich in der Familie abspielen. So erzählte ein Mann namens Herbert sehr erstaunt über das Thema seines Lieblingsmärchens eine Geschichte, die er erst während des Seminars für Familien-Stellen erfragt hatte: „Mein Großvater führte einen größeren mittelständischen Betrieb mit vielen Lehrmädchen. Einige von denen soll er verführt haben. Er wurde angezeigt und wegen der Verführung Minderjähriger zu mehreren Jahren Gefängnis verurteilt. Der Vater musste dann schon mit sechzehn Jahren zusammen mit der Großmutter den Betrieb führen. Herbert war in das Seminar gekommen, weil er sich sehr für Pornofilme und entsprechende Zeitschriften interessierte, sich dafür vor seiner Freundin schämte und um ihre Beziehung fürchtete.

Gerda war in eine Eheberatung gekommen. Ihr Mann und sie hatten sexuelle Probleme. Sie entzog sich ihrem Mann. Die wenigen Male, die sie mit ihm geschlafen hatte, führten bei ihr zu fast panischen Schuldgefühlen. Es wurde sehr schnell klar, dass da ein Schicksal aus ihrer Herkunftsfamilie in ihre Ehe hineinspielte. Nach bedeutsamen Geschichten befragt, nannte sie *Rotkäppchen* und den Film nach einer Geschichte von Dürrenmatt *Es geschah am hellichten Tag*. Ihre Mutter war mit ihr und ihrem Bruder in einer schnellen Aktion von zu Hause ausgezogen und hatte sich vom Vater scheiden lassen. Erst kurz vor Gerdas Heirat hatte ihr die Mutter erzählt, dass der Vater, ein Polizist, einmal wegen Vergewaltigung eines Mädchens angezeigt worden sei. Er sei aber aus Mangel an Beweisen freigesprochen worden.

Wenn in einer Beratung und vor allem in einer Gruppe solche Dinge ausgesprochen werden, beschleicht alle Beteiligten meist ein unheimliches Gefühl. Man spürt, was unter der Oberfläche normalen Lebens oft an Vorgängen und Ereignissen schlummert. Und man kann verstehen, dass es Ereignisse gibt, die man gerne verschweigen möchte. Es ist, als müsste man sich in einem Willensakt von solchen belastenden Geschehnissen losreißen, einfach vergessen und nach vorne schauen. Die Seele geht aber einen anderen Weg. Sie belässt die Ereignisse in ihrer Wirkung im System, bis die Opfer und die Täter angeschaut und auch im Schlimmen und in der Schuld gewürdigt und als zugehörig geachtet sind. Wir können unsere Zustimmung auch zum Schlimmen nicht ohne Schaden verweigern. Zustimmen heißt nicht Billigung. Es heißt urteilsloses Einverständnis auch mit den oft nahen Schattenseiten der Wirklichkeit. Der nächste Schritt ist dann das Loslassen ohne rückwirkendes Eingreifen und die Einwilligung in das menschliche Maß aller Vergehen. Jedes schlimme Schicksal und jede Schuld muss nach einer gemäßen Zeit vorbei sein dürfen.

Die Unerschrockenen

Es gibt Männer, die wirft scheinbar nichts um. Sie sind in ihrem Selbstvertrauen kaum zu erschüttern, wenigstens nach außen. Sie leisten einiges und sind in ihren Mitteln dabei nicht immer wählerisch. Sie ergattern ein Königreich, wie der gestiefelte Kater, wenn auch nicht gerade mit sauberen Methoden. Oder sie besiegen Riesen, wie das tapfere Schneiderlein. Sie fürchten weder Tod noch Teufel, wie der, der auszog das Fürchten zu lernen. Oder sie ziehen mit einem Tischlein deck dich, einem Goldesel und einem Knüppel aus dem Sack durch die Lande. Nur gegenüber den Frauen halten sie schwer stand.

Dem tapferen Schneiderlein fehlt der Vater. Der Mutter gegenüber verspricht er zwar, er werde ihr schon etwas vom Zwetschgenmus abnehmen, wenn sie nur die enge Treppe zu ihm heraufkomme. Als sie sich aber in seine Stube hinaufgequält hat, will er gerade so viel vom Zwetschgenmus, dass es für eine Schnitte Brot reicht. Entsprechend böse ist sie ihm. Das tapfere Schneiderlein aber hat ein Aha-Erlebnis. Auf einen Streich erschlägt er sieben Fliegen auf seinem mit dem Mus bestrichenen Brot. Das reicht, dass er sich wie ein Held fühlt und in die Welt hinauszieht, um sein Glück zu machen. Stark ist er nicht, aber listig. So besiegt er mit Glück und Verstand die Riesen und löst die Aufgaben, die ihm der König stellt und die schwer genug erscheinen, damit er ihm die versprochene Königstochter nicht geben muss. Am Schluss bleibt dem König aber nichts anderes übrig. So kommt das tapfere Schneiderlein an das Ziel seiner Wünsche. Die Sache hat nur einen Haken, er lebt ständig in der Furcht, seine Frau könnte entdecken, dass er kein Königssohn, sondern nur ein armer Schneider ist. So geht es Hochstaplern.

Marc war mit seiner Lebensgefährtin Erika in einem Seminar. Sie bezeichneten sich als ein Paar in einer Krise. Er litt darunter, dass Erika häufig von Trennung sprach und er nicht wisse, wieso. Erika meinte, genau das sei der Grund: Er wolle oder könne sie nicht verstehen. Sie ertappe ihn immer wieder bei Unwahrheiten, Übertreibungen und kleinen Schwindeleien. Immer leugne er und, wenn er nicht mehr leugnen könne, tue er die Angelegenheit ab wie einen Scherz.

Marc lächelte amüsiert, während seine Freundin sprach. Er schien tatsächlich kein Gespür dafür zu haben, was Erika, die ihm ja wichtig und wertvoll war, an ihm abstoßend fand. Bei der Frage nach den literarischen Geschichten nannte er sehr spontan und lächelnd *Das tapfere Schneiderlein*.

Marc war als Sohn einer argentinischen Mutter und eines deutschen Vaters in Buenos Aires aufgewachsen. Als er etwa fünf Jahre alt war, kam heraus, dass sein Vater, der als Arzt in einer Klinik arbeitete, sein Medizinstudium in Deutschland gar nicht abgeschlossen hatte. Er wurde auf der Stelle entlassen, und noch bevor es zur Gerichtsverhandlung kam, floh er mit seiner Familie nach Deutschland, wo er seine Frau nochmals heiratete und ihren Namen annahm. Der Vater war also das tapfere Schneiderlein des Märchens. Als die Therapeutin in der Aufstellung den Stellvertreter seines Vaters sich tief vor den anderen Klinikärzten in Buenos Aires verbeugen ließ, wurde Marc ganz ernst und wirkte sehr betroffen.

Eine Frau namens Petra suchte eine Beratung auf. Sie fühlte sich wegen ihrer „Übertreibungssucht“ dazu genötigt. „Es ist wie ein Zwang“, sagte sie. „Bevor ich noch zu einem Thema etwas wirklich denken kann, schmücke ich es aus und mache alles größer und bedeutungsvoller, als es ist. Erfahren dann die Leute in meiner Nähe die Wirklichkeit, ziehen sie sich von mir zurück.“

Auf Grund der Informationen aus ihrer Familiengeschichte wurde ihre liebende Verbundenheit in ihrem problematischen Verhalten deutlich. Sie hatte einen Halbbruder aus der ersten Ehe ihres Vaters. Dessen Mutter starb, als er vier Jahre alt war. So kam er zur Mutter seines Vaters, bis dieser Petras Mutter heiratete, die aber mit dem pubertierenden Jungen nicht zurechtkam. Als er fünfzehn Jahre alt wurde, musste ihn der Vater in ein Heim für schwer erziehbare Jugendliche geben. Mit achtzehn saß der Halbbruder dann zum ersten Mal als jugendlicher Hochstapler im Gefängnis. Dies wiederholte sich mehrmals, und im Alter von dreißig Jahren starb er an einer Überdosis Heroin.

Das Schicksal des Bruders hatte Petra immer sehr bewegt. Aus Loyalität zu ihrer Mutter hatte sie aber darauf verzichtet, mit ihm Kontakt zu halten. Als Petra ihr eigenes Verhalten im Blick auf die Geschichte ihres Bruders betrachtete, ergab sich für sie sofort ein schmerzhafter Sinn und zugleich eine große Erleichterung.

Nicht alle, die *Das tapfere Schneiderlein* als ihre Geschichte anführen, sind mit einem Hochstapler verbunden. Manche finden in dieser Geschichte einfach ein Gefühl wieder, das sich in der Beziehung zur Mutter aufgebaut hat. Vielleicht ist der Vater gestorben, und der Junge verspricht seiner Mutter: „Sei nicht traurig, ich helfe dir an Vaters statt, so gut ich kann." Doch er fühlt, dass er das nicht vermag und nicht will. So wahrt er den Schein voller Angst, dass andere, vor allem seine spätere Frau, entdecken könnten, dass er nicht halten kann, was er versprach.

Das Märchen *Der gestiefelte Kater* bietet dort eine Projektionsfläche, wo es in einer Familie jemand durch Betrügereien zu Wohlstand gebracht hat. So erfuhr ein junger Mann, der wegen einer Psychose kurzzeitig in der Psychiatrie war, nach mühsamen Recherchen, dass sein Großvater als Verwalter einer Klinik Gelder unterschlagen hatte und dafür zwei Jahre im Gefängnis gesessen hatte. Ein anderer Mann, der von seinem Vater eine Kette von Bäckereien geerbt, diese eine Weile geführt und dann wegen häufiger Depressionen und heftiger Kopfschmerzen verkauft hatte, erfuhr auf Nachfragen hin, dass sein Vater diese Bäckereien alle während des Krieges billig von einem Makler erworben hatte. Es waren Bäckereien von Juden, die ins KZ gekommen waren oder die verkaufen mussten, um Geld für ihre Flucht zu bekommen. Als er seiner Frau davon erzählte, wollte die nichts davon wissen und verlangte von ihm, dass er davon nie etwas ihrer Tochter erzähle.

Das Märchen *Von einem, der auszog, das Fürchten zu lernen* führt zu einem anderen Männerthema. Da ist einer, der kann es dem Vater nicht recht machen. Im Gegensatz zu seinem gescheiten und fleißigen Bruder ist er dumm und begreift nichts, weil er nichts lernen will. So hat der Vater mit ihm seine Last. Nur eines will er schließlich lernen, das Fürchten. Vielleicht bringt er es ja dabei zu etwas. Aber er schafft es nicht. So sehr er sich auch bemüht und sich in größte und schaurigste Gefahr begibt, es will ihn nicht gruseln. Schließlich erlöst er durch seine Furchtlosigkeit ein Schloß, und der König gibt ihm seine Tochter zur Frau. „Das ist alles recht und gut", antwortet er dem König, „aber ich weiß noch immer nicht, was Gruseln ist."

Er wiederholt seinen Spruch immer wieder, bis es seine Gemahlin verdrießt. Nachts, als der junge König schläft, gießt sie ihm einen

Eimer Wasser mit Gründlingen über den Leib, sodass die kleinen Fischlein nur so um ihn zappeln. Da wachte er auf und ruft: „Ach, was gruselt es mir, was gruselt es mir, liebe Frau! Ja, nun weiß ich, was Gruseln ist."

Männer, die dieses Märchen lieben, sind für gewöhnlich in ihrem Leben sehr furchtlos und leisten oft Bedeutsames. Aber mit den Frauen haben sie es schwer. Dort lernen sie das Fürchten. Was sie in ihrem Leben lernen müssen, ist, eine Frau zu nehmen. Häufig haben sie eine warmherzige Beziehung zu ihrer Mutter, aber eine kühle zu ihrem Vater.

Heriberts Vater hatte seine Mutter mit sechzehn Jahren verloren. Der Großvater heiratete wieder. Die Stiefmutter war freundlich zu dem Sohn der fremden Frau, aber der Vater konnte mit seinem Sohn nichts anfangen. Da ging Heriberts Vater aus dem Haus und trieb sich lange in der Welt umher. Schließlich lernte er Heriberts Mutter kennen, eine Fabrikantentochter, und übernahm die Fabrik. Seine frühere Fröhlichkeit und Leichtigkeit hatte er mit der Ehe verloren. Heribert fühlte wie sein Vater. Auch er hatte nach seinem Studium viele Jahre die Welt bereist. Jetzt aber fürchtete er die Aufforderung seiner Freundin, sie zu heiraten.

Ein anderer Mann, Klaus, erzählte, dass sein Vater als einer von wenigen aus Stalingrad zurückgekommen sei. Er habe immer lachend die schrecklichsten Dinge aus dem Krieg erzählt. Als er überraschend nach Hause gekommen war – Klaus war damals ein fünfjähriger Junge –, fand der Vater die Mutter mit einem anderen Mann in der Wohnung vor, einem „Onkel". Er habe diesen Mann aus der Wohnung geworfen. Doch die Beziehung zur Mutter war damit innerlich vorbei. Die Eltern blieben zwar zusammen, aber der Vater erzählte Klaus im Alter, dass die Mutter sich nie mehr zu ihm ins Bett gelegt habe. Klaus hatte als eine zweite Geschichte die Geschichte von *Odysseus* genannt. Das traf es genau. Denn Odysseus war als Kriegsherr im Trojanischen Krieg und durch die Widrigkeiten einer langen Heimfahrt lange von zu Hause fort. Als er in seinen Palast zurückkehrte, musste er erst die Freier vertreiben, die seine Frau umlagerten. Klaus litt daran, dass er beim Sterben seines Vaters nicht anwesend war. Er hatte sich ihm gegenüber immer fern und fremd gefühlt und sich immer gewünscht, ihm noch einmal nahe sein zu können. In der Aufstellung seiner Familie wurde deutlich, dass Klaus den damaligen Geliebten seiner Mutter vertrat. Das hatte ihn dem Vater entfremdet. Zugleich widerfuhr ihm in seiner Ehe Ähnliches wie seinem Vater: Auch seine Frau hatte sich ihm sexuell entzogen. Da war er ihm nahe.

In dem Märchen *Tischlein deck dich, Goldesel und Knüppel aus dem Sack* lernen die Männer auf eine andere Weise bei der Frau das Fürchten: Sie werden vertrieben. Denn die Ziege behauptet, sie würde von den Söhnen des Schneiders nicht richtig gehütet. Sie müsse nur immer über Gräbelein springen und fände kein einziges Blättelein. So würde sie nicht satt. Deshalb müssen die Söhne von zu Hause fort, obwohl die Ziege lügt. Aber wie es sich für gute Söhne gehört: Als sie wieder nach Hause kommen, bringt jeder etwas mit, was die Not vergessen macht: einen Tisch, der nie aufhört, voller Speisen gedeckt zu sein, einen Esel, der Goldtaler spuckt, und einen Knüppel, der die Diebe vertreibt. Die Ziege aber, die schuld war, dass der Schneider seine Söhne verjagt hatte, schämte sich zutiefst und verkroch sich.

Männer mit der Erinnerung an diese Skriptgeschichte, strengen sich sehr an, es den Frauen recht zu machen. Aber es wird nicht honoriert. Haben sie eine Tochter, ist diese gefährdet, bulimisch zu werden. Denn in so einer Familie sagt die Mutter zu den Kindern: „Vom Vater kommt nichts Gutes."

Leonhard kam in eine Gruppe, „um an sich zu arbeiten". Seine Frau hatte ihn zu dem Kurs gedrängt, damit er endlich lerne, seine Gefühle auszudrücken und sich mehr um die Familie zu kümmern. Leonhard hatte als Physiker eine gute Position in einer Forschungseinrichtung. Um sein Gehalt etwas aufzubessern, nahm er auch in seiner Freizeit kleinere Aufträge anderer Firmen an. Obwohl er sich sehr anstrengte, konnte er es seiner Frau und seinen drei Töchtern nicht recht machen. Willig suchte er die Schuld bei sich. Alle drei Töchter litten an Bulimie. Gefragt, was sich in seiner Herkunftsfamilie zugetragen hatte, erzählte er mit nassen Augen, dass seine Mutter seinem Vater immer Vorwürfe gemacht habe, weil er so wenig Geld nach Hause bringe und sie die Familie nur mit knapper Not über die Runden bringen könne. Es habe zwar letztlich immer gereicht, aber die Mutter war nie zufrieden. Erst nach seiner Familienaufstellung sagte er, dass er ohne das Wissen seiner Frau seiner alten Mutter immer größere Geldbeträge schicke, denn ihre Rente sei sehr klein.

Kind, lass dich hier nie wieder sehen!

Eine Reihe von Märchen bezieht sich auf Geschwister, die in der Familie ihren Platz verloren haben oder von denen ein jüngeres Geschwister meint, es müsste sie retten. In der Geschichte *Die sieben Raben* verwünscht ein Vater seine sieben Söhne. Sie sollten Taufwasser aus dem Brunnen für ihr kleines Schwesterchen holen, das lange ersehnt und endlich geboren wurde, aber so schwach war, dass es die Nottaufe erhalten sollte. Doch die Brüder ließen den Krug in den Brunnen fallen und getrauten sich nicht mehr nach Hause. Der Fluch des Vaters verwandelt die Brüder in sieben Raben. Die Eltern waren angesichts der Wirkung dieses Fluches sehr traurig, aber sie konnten ihn nicht mehr zurücknehmen. Sie mussten sich mit dem Töchterchen trösten, das entgegen der Sorge ihrer Eltern zu Kräften kam und immer schöner wurde. Das Schicksal der Brüder wurde ihm aber verschwiegen. Nur zufällig hörte sie Leute erzählen, dass eigentlich sie am Unglück ihrer Brüder schuld sei. Da machte sich das Mädchen auf den Weg, die Brüder zu erlösen.

In der Wirklichkeit der Familien bezieht sich diese Geschichte auf ältere Geschwister, die früh verstorben sind oder von der Familie wegmussten und manchmal auch nicht erwähnt wurden. Eine Frau zum Beispiel erzählte, dass sie lange nichts von zwei Brüdern aus der ersten Ehe ihres Vaters gewusst habe. Mit ihrer Geburt hatte der Vater den Kontakt zu diesen Brüdern abgebrochen. Als sie das mit zwanzig Jahren erfuhr, weil sie für ihre Hochzeit eine Geburtsurkunde brauchte und dabei auf die Spur der Brüder gestoßen war, suchte sie diese Brüder sofort. Eine andere Frau erzählte, dass ihre Mutter zwölf Fehlgeburten hatte, bevor sie auf die Welt kam.

In dem Märchen *Die sechs Schwäne* will ein König seine sieben Kinder aus erster Ehe vor seiner bösen zweiten Frau verbergen. Die kommt ihm aber auf die Spur und verzaubert sechs davon in Schwäne. Nur das Töchterchen ist ungeschoren davongekommen. Sie geht auf die Suche und erlöst nach einer für sie bedrohlichen Geschichte ihre sechs Brüder. In den meisten Fällen bezieht sich diese Geschichte auf Geschwister, die nach dem Tod ihrer Mutter und der Wiederverheiratung des Vaters aus dem Haus gehen müssen oder die aus einer früheren Ehe des Vaters stammen, und die Mutter des Kindes aus der zweiten Ehe will nicht, dass ihr Mann Kontakt zu den früheren Kindern hat. Einmal bezog sich dieses Märchen auch auf einen behinderten Bruder. Denn im Märchen muss das Mädchen ihre Brüder dadurch erlösen, dass sie sechs Jahre lang nicht sprechen und nicht lachen darf und für die Brüder Hemden aus Sternenblumen stricken muss. Wie sie aber den in Schwäne verwandelten Brüdern die Hemdchen überwirft, gelingt das beim sechsten Bruder nicht ganz, und er behält einen Schwanenflügel.

Das Thema „weggegebene Kinder" ist – wie bereits erwähnt – besonders deutlich in den Märchen *Rapunzel* und *Rumpelstilzchen*. Geschichten wie *Der Teufel mit den drei goldenen Haaren*, das *Dschungelbuch* oder *Jim Knopf* verweisen auf ein Findelkind beziehungsweise auf ein zur Adoption oder Pflege freigegebenes Kind. *Das häßliche junge Entlein* meint ein untergeschobenes Kind. *Hänsel und Gretel* erzählt von einem oder mehreren Kindern, die von zu Hause früh weggehen mussten, damit die Eltern überleben können. Auf den ersten Blick nicht so deutlich ist der Bezug in der Geschichte *Frau Holle*:

Eine Witwe hat zwei Töchter, die eine ist schön und fleißig, die andere faul und dumm. Die Mutter hat aber die Hässliche und Faule viel lieber, weil sie die „rechte" Tochter ist. Für die andere ist sie nur die Stiefmutter. So nimmt die Geschichte ihren Lauf. Die schöne und fleißige Tochter wird über eine unmöglich zu lösende Aufgabe verstoßen und entwickelt sich dabei zur Goldmarie. Die hässliche und faule Tochter soll auch zu Gold und Glück kommen und den Weg der Goldmarie gehen. Aber sie wird dabei zur Pechmarie.

Wenn diese Geschichte von jemandem als Lieblingsmärchen genannt wird, kann man einfach danach fragen, welche Frau in der Familie großes Pech hatte. Denn der „Sitz im Leben" der Geschichten ist meist auf der Unglücksseite oder dort, wo das eigentlich Schlimme passiert.

Der Realitätsbezug von *Frau Holle* ist aber meist genauer. Man muss auf die Tochter schauen, welche die nicht „rechte" ist. Da gibt es also ein Kind, das der Vater aus einer früheren Beziehung mitgebracht hat und welches die zweite Frau loshaben will. Angesichts dieses Schicksals ihrer Schwester traut sich dann das begünstigte Kind nicht, sein Glück zu nehmen. Es wird zur Pechmarie. Die umdeutende Lösung wäre, dass beide Schwestern Hand in Hand ihr Leben meistern, jenseits von Gold und Pech. Als in einer Gruppe eine Frau „Goldmarie und Pechmarie“ als ihr Lieblingsmärchen nannte und der Therapeut fragte, wer denn die nicht „rechte“ Tochter sei, erzählte diese Frau, Berta, folgende Geschichte:

„Ich habe in meinem Leben viel Pech gehabt, in meinen Beziehungen und in meinem Beruf. Zu meiner Mutter hatte ich immer eine sehr schlechte Beziehung. Sie wollte zwar für mich immer das Beste, aber drängte mich dauernd dazu, Dinge zu machen, die ich gar nicht tun wollte. Als ich etwa neun Jahre alt war, läutete einmal ein älteres Mädchen an unserer Gartentüre. Ich wollte aus meinem Zimmer hinauslaufen, um zu sehen, wer gekommen sei. Meine Mutter schickte mich aber sofort in das Kinderzimmer zurück und verbot mir, es zu verlassen. Dann hörte ich aus dem Wohnzimmer eine ganze Weile lang erregte Stimmen. Ich verstand nicht, was gesprochen wurde, außer den letzten Satz meiner Mutter, den sie sehr laut geschrien haben muß: „Verschwinde und lass' dich hier nie wieder blicken.“ Das ältere Mädchen ging dann die Türen zuschlagend aus dem Haus, und aus dem Fenster meines Zimmers sah ich sie noch weglaufen. Als ich mich am Abend meine Mutter zu fragen traute, wer das denn gewesen sei, antwortete sie mir kurz angebunden, das sei eine ferne Verwandte gewesen, und mehr müsse ich nicht wissen. Erst als ich schon dreißig Jahre alt war, habe ich zufällig erfahren, dass mein Vater vor meiner Mutter schon einmal verheiratet war und es in dieser Ehe zwei Töchter gab. Eine der beiden war offensichtlich damals bei meinen Eltern und bat meinen Vater um Geld. Mein Vater ist aber inzwischen gestorben, und ich weiß nicht, ob und wo meine Schwestern leben.“

Eine andere Frau, die leuchtenden Auges *Frau Holle* als ihre Kindergeschichte genannt hatte, wurde auch sehr schnell fündig, mit wem sie über dieses Märchen verbunden war. Christine stammte aus der dritten Ehe ihres Vaters. Die erste Ehe war kinderlos geblieben. Aus der zweiten Ehe gab es eine Schwester. Diese Schwester, die viele Jahre älter war als sie, lebte anfänglich mit im Haus. Christine konnte sich an sie aber nicht mehr erinnern. Denn sie war noch sehr klein, als diese Schwester wieder fortmusste, weil sie sich mit Christines Mutter nicht verstanden hatte. Christine hatte mit ihrer Schwester keinen Kontakt mehr. Nach dem Seminar suchte sie ihre Schwester und traf sich ein paarmal mit ihr. Seitdem verblasste ihr Gefühl, nirgends und bei niemandem auf Dauer bleiben zu können.

Ausgeklammerte Geschwister sind ein häufiges Thema in Familienaufstellungen. Und manche Aufstellungen wirken wie eine Familienzusammenführung. Die Seele ruht nicht, bis alle, die zu einer Familie gehören, auch zusammen sind. In vielen Briefen nach Kursen mit Aufstellungen berichten Teilnehmer von gefundenen Geschwistern. Und meist verläuft das Sichfinden sehr herzlich und erlösend. Der Zusammenhalt von Geschwistern, wenn er gelingt, hat gerade dann etwas sehr Heilsames, Einbindendes und Leichtes, wenn die Beziehung zu den Eltern durch deren Schicksal belastet ist.

Zu den ausgeklammerten Geschwistern gehören häufig auch früh verstorbene. Der Schmerz, wenn Kinder, die doch gerade erst am Beginn ihres Lebens stehen, schon wieder in den Tod gehen müssen, ist für die Eltern oft kaum erträglich. So wollen sie dieses Schicksal vergessen und manchmal auch verschweigen. Doch in den Geschichten und Liedern, die sie den lebenden Kindern erzählen, teilen sie das Verborgene mit und lassen sie ihre Kinder, wenn schon nicht im Wissen, so doch im Fühlen an ihrem Schmerz und ihrer Sehnsucht Anteil haben. Es berührt in Familienaufstellungen immer wieder aufs Neue, wenn früh verstorbene Kinder von den Eltern und den Geschwistern in den Arm genommen und betrauert werden und ihren Platz in der Geschwisterreihe bekommen. Vor allem das Kind, das nach einem früh verstorbenen Geschwister auf die Welt gekommen ist, fühlt sich dann erleichtert. Denn es muss meist die Stellvertretung des toten Kindes tragen, solange dieses nicht gesehen und mit seiner Friedlichkeit und seiner Liebe im Tod gewürdigt ist.

Eine Frau fühlte sich von dem Märchen *Däumelinchen* besonders angezogen. Sie konnte sich nicht an die Geschichte, aber an das Bild erinnern, das im Märchenbuch abgedruckt war: ein winziges wunderhübsches Mädchen, schlafend auf dem schwimmenden Blatt einer Seerose.

Ihre Mutter hatte in einer ersten Ehe einen Sohn geboren, der unmittelbar nach der Geburt gestorben war. Sie habe damals gar kein Kind gewollt und bis kurz vor der Geburt gar nicht gemerkt, dass sie schwanger war. Mit diesem Halbbruder war die Frau verbunden. Mit ihm fühlte sie mit. „Ich bin für dich auf meine Lebensreise gegangen!“ In diesem Satz fand sie die Nähe zu diesem Bruder und gleichzeitig die Loslösung von ihm. In der Aufstellung ihrer Gegenwartsfamilie wurde deutlich, dass sie ihren ältesten Sohn stellvertretend für den früh verstorbenen Bruder in ihre Nähe und ihren Bann gezogen hat. Jetzt konnte sie den Bruder in ihr Herz nehmen und den Sohn freigeben.

In dem Kinderlied: *Weißt du, wieviel Sternlein stehen* hat Gott der Herr alle gezählt, dass ihm auch keines fehlt. Eines fehlt aber doch. Ein Mücklein kam nicht ins Leben, und ein Kind ist am Morgen nicht aus dem Bettlein aufgestanden. Das ist die eigentliche Botschaft dieses eher melancholischen Kinderliedes. Und in dem Kinderlied *Guten Abend, gut' Nacht* klingt unterschwellig mit, dass es auch Kinder gibt, die Gott am Morgen nicht wieder weckt. Isabella erinnerte sich, dass sie im Vorschulalter nie einschlafen konnte, bevor sich ihre Mutter zu ihr ans Bett gesetzt und ihr dieses Lied vorgesungen hat. Sie hatte einen älteren Bruder, der war mit zwei Jahren gestorben. Und als sie vier geworden war, starb ein paar Stunden nach der Geburt eine jüngere Schwester.

Nur ich bin groß und blond

Das Märchen *Das hässliche, junge Entlein* ist eindeutig. Da brütet eine Entenmutter mühsam und in Vorfreude darauf, dass sie bald wieder die schöne Umgebung und die Gesellschaft anderer Enten genießen kann, ihre Eier aus. Aber ein Ei ist größer als die anderen, und das Brüten dauert, zum Überdruss der Mutter.

Da kommt die alte Ente zu Besuch. „Nun, wie geht es?“ – „Es dauert so lange mit dem einen Ei“, sagte die Entenmutter, „es will nicht entzweigehen; doch blicke nur auf die anderen hin, sind sie nicht die niedlichsten Entlein, die man je gesehen hat? Sie gleichen allesamt ihrem Vater; der Bösewicht kommt nicht, mich zu besuchen.“

„Lass mich das Ei einmal sehen, das nicht platzen will“, sagte die Alte, „glaub mir, es ist ein Putenei! Ich bin auch einmal so angeführt worden und hatte meine liebe Not mit den Jungen, denn sie haben Angst vor dem Wasser. Ich konnte sie nicht hineinbringen. Ich rappte und schnappte, aber es half nichts. Lass mich das Ei sehen! Ja, das ist ein Putenei. Lass das liegen und lehre lieber die anderen Kinder schwimmen.“

Doch die Entenmutter blieb auf dem großen Ei sitzen, bis es endlich platzte. „Piep, piep!“, sagte das Junge und kroch heraus. Es war sehr groß und hässlich. Die Ente betrachtete es. „Das ist doch ein gewaltig großes Entlein", sagte sie, „keins von den anderen sieht so aus. Sollte es doch ein Putenküken sein? Nun, wir werden bald dahinterkommen. Ins Wasser muss es auf alle Fälle, und wenn ich es selbst hineinstoße."

Am nächsten Tag kam sie mit ihrer Jungschar zum Kanal hinunter, sie lockte sie in das Wasser, und alle sprangen hinein. Doch welch eine Überraschung! Auch das hässliche, graue Junge schwamm mit. „Es ist doch kein Puter, sondern mein eigenes Kind, so gut wie es schwimmt", fand die Mutter. Und von nun an zeigte es ihm wie den anderen auch, wie es in der Welt zugeht. Doch so sehr sich die Entenmutter nun immer wieder einredete, dass das hässliche, kleine Junge doch ganz hübsch sei, und wie gut es schwimme, und dass es herrlich wie ihre anderen Jungen auch sei – die anderen auf dem Entenhof ließen sich ihre Wahrnehmung nicht ausreden. „Hübsche Kinder habt ihr", fanden die alte Henne, die Hühner, die Menschenkinder und der Hahn, „bis auf das eine, das ist nicht geglückt."

So wurde das Entlein gebissen und gefoppt, bis es nicht mehr wusste, ob es stehen oder gehen sollte. Die Geschwister wünschten es „zur Katze", und auch die Mutter wurde schließlich so böse zu ihm, dass das Entlein in seinem Schmerz eines Tages fortlief.

Der Ausgang des Märchens ist bekannt. Das hässliche, kleine Entlein entpuppt sich als herrlicher, weißer Schwan. Die Augen werden ihm geöffnet, seine Sehnsucht wird erfüllt. Was zusammengehört, will auch zusammenfinden. Das Geheimnis ist gelüftet. Hässlich war das Entlein nur, solange es untergeschoben war. Jetzt, wo es seinen Platz in der Welt seines Vaters gefunden hat, sind Not und Leid zu Ende. Plötzlich wird es dort als Neuankömmling willkommen geheißen. Welch ein Glück – zumindest im Märchen.

Die Geschichte vom *hässlichen, jungen Entlein* deutet darauf hin, dass es in der Familie ein untergeschobenes Kind gibt. Manchmal betrifft es die Person selbst, die dieses Märchen als Skriptgeschichte nennt, manchmal bezieht es sich auf ein meist älteres Geschwister, manchmal auf Vater, Mutter, eine Tante, einen Onkel oder einen der Großeltern. Manchmal wissen der angebliche oder auch der richtige Vater um das Geheimnis, manchmal weiß nur die Mutter darum. Auch sie ist sich manchmal unsicher und scheut sich, die Vaterschaft zu klären. Dem Kind aber wird seine Herkunft verheimlicht, wenigstens für die frühe Zeit seines Lebens. Allerdings spürt es meist, dass es anders ist, fühlt sich fremd und nicht dazugehörig und weiß nicht, wieso. Auch die anderen in der Familie ahnen etwas. Doch die Scheu, das zu äußern und Klarheit zu gewinnen, ist groß.

Markus wohnte mit seiner Lebensgefährtin und der zweijährigen gemeinsamen Tochter zusammen. Er liebte beide und fühlte sich von beiden geliebt – „eigentlich" –, und dennoch litt er unter dem immer wiederkehrenden Gefühl, nicht wirklich zu ihnen zu gehören und wie ein Fremder bei ihnen zu sein. Er kannte dieses Gefühl schon von zu Hause, obwohl er die Eltern und seine drei Geschwister als ihm zugewandt erlebt hatte. Die Frage der Therapeutin, ob ein Kind untergeschoben worden sei, verstand er zuerst gar nicht. Nach der Klärung, was das heißt, meinte er: „Nein, bei uns sicher nicht, da sind wir alle zu katholisch."

In der Aufstellung fühlte sich sein Stellvertreter der Mutter besonders nah. Der Vater erlebte die Mutter etwas auf Abstand bedacht, was ihn schmerzte, aber auch irgendwie recht war. Die Schwestern hatten das Gefühl, dass etwas in der Familie komisch sei, sie könnten das aber nicht benennen. Der Stellvertreter von Markus empfand einen Totalanspruch auf die Mutter. Den anderen gegenüber fühlte er sich fremd. Für das Fremdheitsgefühl von Markus wurde in der Aufstellung weder ein Zusammenhang noch eine Lösung gefunden, sodass die Aufstellung abgebrochen werden musste.

Am nächsten Tag berichtete der Teilnehmer der Gruppe, der den älteren Bruder von Markus in der Aufstellung dargestellt hatte, dass er in der Nacht geträumt habe, seine eigene Mutter mit einem fremden Mann im Bett zu sehen. Er sei ziemlich geschockt aufgewacht. Aber er kann sich nicht vorstellen, dass das auf seine Mutter zutreffe. „Kannst du dir das bei deiner Mutter vorstellen?", fragte darauf die Therapeutin Markus. „Bei meiner Mutter schon gar nicht", sagte dieser überzeugt.

Der Intuition folgend, ließ die Therapeutin die Familie von Markus nochmals aufstellen, diesmal mit dem „fremden Mann". Die Mutter und dieser Mann fühlten sich sofort angezogen. Der Mann wollte gerne zur Mutter von Markus treten, traute sich aber nicht, wegen ihrer Familie und um sie nicht zu kompromittieren. Der Mutter schlotterten die Knie, sie fühlte auch den Sog zu dem Mann und fühlte sich sehr beunruhigt. „Das darf doch nicht sein", sagte sie und fügte mit leiser Stimme hinzu: „Und doch ist es so." Markus, der das beobachtete, zitterte und strahlte zugleich.

Am Abend nach dieser Aufstellung ergab sich für Markus zu Hause ein Gespräch mit seiner Mutter. Sie bestätigte ihm, dass das, was er in der Aufstellung erlebt hatte, zutraf und er aus dieser unehelichen Beziehung hervorgegangen war. Zu seinem großen Erstaunen war seiner Mutter dieses „Geständnis" nicht peinlich, sondern es schien sie zu erleichtern. Natürlich war Markus durch das neue Wissen sehr aufgewühlt. Doch er wirkte stabiler und sicherer als zuvor, und er selbst fühlte sich sehr gekräftigt. Vor allem war er sehr froh, dass sein Gefühl, „nicht richtig dazuzugehören", keiner Phantasie oder Neurose entsprungen war, sondern seine Richtigkeit hatte. Das gab ihm in Bezug auf seine Wahrnehmung wieder Sicherheit.

Er bereitete sich innerlich auf die Begegnung mit seinem leiblichen Vater vor und spürte, dass sich nun auch zu seinen Geschwistern und seinem Ziehvater hin vieles klären würde. Er wusste aber auch, dass er das Wann und Wie dieser Aufklärung seiner Mutter überlassen musste. Für ihn war der wichtigste Schritt getan.

Eine Frau schleppte ihren Mann buchstäblich in eine Eheberatungsstelle. Der Therapeut sah sofort seine freundliche Unwilligkeit. Auf die Frage nach dem Anliegen klagte die Frau, ihr Mann sehe zu viel fern, er helfe zu wenig im Haushalt und so – normalerweise nicht die Angelegenheiten, für die man die Mühe einer Beratung auf sich nimmt. Der Mann erwiderte auch sogleich: „Ich weiß gar nicht, was du hast, es geht uns doch gut."

Der Therapeut bat die Frau, zu einem neuen Termin alleine zu kommen. Sie erzählte, dass sie mit zwanzig schon einmal verheiratet gewesen sei. Nach einem halben Jahr habe sie es aber nicht mehr ausgehalten und ihren Mann verlassen. „Ich ging in eine andere Stadt, baute ein erfolgreiches Berufsleben auf und hatte viele Männerbeziehungen. Aber immer, wenn ein Mann mich heiraten wollte, verließ ich ihn. Dann bin ich fünfunddreißig geworden und dachte mir, ich möchte ein Kind. Da lernte ich meinen jetzigen Mann kennen und heiratete ihn. Nun bin ich gerade ein halbes Jahr verheiratet, und wieder möchte ich am liebsten auf und davon."

Der Therapeut bat die Frau, die wichtigsten Ereignisse und Schicksale in ihrer Herkunftsfamilie zu erzählen. Aber es schien nichts Außergewöhnliches vorgefallen zu sein. Auf die Frage nach einem Märchen, das sie in der Kinderzeit besonders beeindruckt habe, sagte sie: „Ich habe die Märchen nicht gemocht. Aber eines habe ich besonders gehasst, das vom hässlichen Entlein." Als der Therapeut ihr sagte, das bedeute ein untergeschobenes Kind, wurde die Frau für eine Weile ganz still. Dann erzählte sie:

„Als ich dreizehn Jahre alt war, hatte ich beim Spielen Streit mit einer Freundin. Die war sehr wütend auf mich und schrie mich an: ‚Dass du es weißt, dein Vater ist gar nicht dein Vater!'

Weinend lief ich zu meiner Mutter und erfuhr von ihr, dass meine Freundin recht hatte. Sie habe damals zwei Männer geliebt. Von dem einen sei sie schwanger geworden, für den anderen habe sie sich im sechsten Monat der Schwangerschaft entschieden. Ich habe mir dann gesagt: ‚Meinen Papa mag ich aber', und habe nicht mehr an die Angelegenheit gedacht."

„Haben Sie denn kein Interesse zu wissen, wer Ihr wirklicher Vater ist?", fragte nach einer Pause der Therapeut, „Überlegen Sie es sich aber gut." – „Eigentlich schon", antwortete die Frau. Sie ging dann zu ihrer Mutter und erkundigte sich. Die Mutter gab ihr den Namen und die Adresse des Vaters. Sie hatte alles parat und nur darauf gewartet, dass die Tochter kommt und fragt.

Diese telefonierte mit ihm und hatte Glück. Ihr Vater war hoch erfreut und besuchte sie mitsamt seiner Frau und den beiden auch längst erwachsenen Kindern. Sie verstanden sich von der ersten Minute an alle sehr gut. Etwa nach einem Jahr rief sie den Therapeuten an und sagte: „Ich möchte Ihnen nur mitteilen, mit meinem Mann geht es mir gut, und ich bin schwanger."

Wie schon erwähnt, bezieht sich die Geschichte *Das hässliche junge Entlein* nicht immer auf einen selbst. Häufig gibt sie nur die Verbundenheit mit einer anderen Person in der Familie wieder, die untergeschoben worden ist.

Carola litt seit längerem an starken Magenschmerzen. Keiner der zahlreichen konsultierten Ärzte konnte eine organische Ursache finden. In einem psychotherapeutischen Gespräch half ihr die Therapeutin, mit Hilfe einer Methode aus dem NLP (Neuro-linguistisches Programmieren), dieses Symptom bis zur Entstehungszeit zurückzuverfolgen. So kam sie in erinnerten Bildern zu dem Augenblick, als sie ihre inzwischen dreijährige Tochter das erste

Mal in den Armen hielt und „geschockt“ über deren Aussehen war. Befragt, wie die Tochter denn ausgesehen habe, konnte sie es nicht sagen. Sie habe die Kleine sofort wieder der Hebamme gegeben und sich bewusstlos gestellt. Vielleicht sei sie es auch wirklich kurze Zeit gewesen. An diesem Abend wollte sie die Kleine nicht mehr sehen. In der Nacht habe sie Alpträume gehabt und dann geschlafen wie ein Stein. Am nächsten Morgen, als sie ihr das Baby wieder brachten, war ihr die Reaktion des Vorabends unerklärlich. Das Baby sah ganz normal und süß aus.

„Kann es sein, dass die damalige Abweisung meiner Tochter mir auf den Magen drückt?“, fragte sie die Therapeutin. Diese Interpretation hatte aber keine Kraft.

Zu den Ereignissen in ihrer Familie und Sippe befragt, stellte sich nach einigen Nachforschungen heraus, dass ihre Großmutter mütterlicherseits Ethnologin gewesen und viel in Asien herumgereist war. Sie und der Großvater hatten bereits eine zehnjährige Tochter – Carolas Mutter –, als die Großmutter wieder schwanger wurde. Großmutter und Großvater freuten sich sehr auf den Nachzügler. Wie im Märchen, wo es mit dem Ei etwas lange dauerte, übertrug die Großmutter das Kind angeblich fast drei Wochen. Sie gebar es aufgrund befürchteter Komplikationen in einer Spezialklinik. Erst Stunden nach der Geburt wurde ihr die Tochter in die Arme gelegt. Sie schrie vor Entsetzen, sodass das ganze Spitalpersonal zusammenlief, und dann fiel sie in Ohnmacht. Das Baby hatte eine ganz braune Haut. Es war das Ergebnis einer kurzen Liebesaffäre mit einem Asiaten, und die Großmutter schien in keiner Weise damit gerechnet zu haben. Auf Grund eines angeborenen Herzfehlers starb das Kind nach zehn Monaten.

Bis zu den genaueren Nachforschungen hatte Carola nur gewusst, dass ihre Mutter eine früh verstorbene Schwester hatte. Sie hatte sich nie näher dafür interessiert. Jetzt konnte sie in inneren Bildern ihrer Großmutter und der so früh verstorbenen kleinen Tante begegnen, deren Schicksal anschauen, achten und mit Liebe loslassen. Die Magenschmerzen verschwanden nach wenigen Tagen.

Gibt es über eine Aufstellung die Vermutung, dass ein Kind einen anderen Vater hat, gilt es zu berücksichtigen, dass es da Verschiebungen geben kann. Eine Frau, Margarete, stellte wegen heftiger

Probleme ihrer älteren Tochter mit dem Vater ihre Gegenwartsfamilie auf. Da sagte die Stellvertreterin ihrer Tochter: „Das ist nicht mein Vater!“ Der Therapeut fragte daraufhin Margarete: „Du musst es doch wissen. Ist sie seine Tochter?“ – „Natürlich ist sie seine Tochter“, erwiderte sie ganz erstaunt. Die Stellvertreterin wurde darauf ganz rot im Gesicht und sagte: „Es tut mir leid. Ich habe das so gefühlt.“ Des Rätsels Lösung zeigte sich schnell. Die Mutter von Margarete hatte erst mit sechzig Jahren, nach dem Tod ihrer Mutter, erfahren, dass sie einen anderen Vater hatte, als den Mann ihrer Mutter. Sie hatte gebeten, dass man darüber Stillschweigen bewahrt. So hatte Margarete ihren Kindern darüber nichts gesagt. Es half aber nichts. Denn die Enkeltochter fühlte mit ihrer Oma als Kind, und sie ließ an ihrem Vater aus, was gar nicht zu ihr und zu ihrem Vater gehörte. Es ist immer wieder erstaunlich, wie es offensichtlich auf einer tiefen Ebene ein Wissen um die Schicksale in einer Familie gibt und wie das in Aufstellungen ans Licht kommen kann.

Gibt es über die Skriptgeschichten oder über eine Aufstellung Zweifel an der Vaterschaft, hilft nur die reale Klärung. Wie im gerade erzählten Beispiel werden in Aufstellungen und über Geschichten immer wieder verheimlichte Vaterschaften entdeckt. Das ersetzt aber nicht das reale Nachfragen und unter Umständen den Vaterschaftstest.

Maria, eine allein stehende Frau, hatte in einer Gruppe ihr Herkunftssystem gestellt. Anlass für sie waren Streitereien mit einer Schwester. Eine Skriptgeschichte aus ihrer Kindheit hatte sie nicht gefunden. Als Erwachsenengeschichte aber nannte sie *Homo faber* von Max Frisch. Hier begegnet ein Mann auf einer Reise einer jungen Frau und verliebt sich in sie. Beide wissen nicht, dass sie Vater und Tochter sind.

Maria hatte den Verdacht, ihr Vater sei nicht ihr Vater. Von einer Tante hatte sie einmal erfahren, dass ihre Mutter, die schon verstorben war, ihr den Namen nach einer Marienkapelle gegeben habe. Dort habe sich ihre Mutter immer mit dem Kaplan getroffen und unterhalten. Die Aufstellung legte zunächst die Richtigkeit ihrer Vermutung nahe, dass der Kaplan ihr Vater sei. Doch dann wurden die Stellvertreter verwirrt, und der Therapeut brach ab. Maria ging dann einige Zeit später zu einer Wahrsagerin, die ihr versicherte, sie habe einen anderen Vater. Maria war damit zufrieden. Diese Vermutung, die sie zunächst für sich behielt, schien ihr vieles aus ihrem Leben zu erklären.

Doch dann erzählte sie einige Zeit später ihrer geliebten Nichte von ihrer Vermutung. Diese war völlig aus dem Häuschen, dass ihr lieber Opa nicht der Vater ihrer Tante sein sollte und bat in ihrer Panik um einen Termin für eine Aufstellung. Doch der Therapeut winkte ab. Er ließ Maria statt dessen wissen, dass sie da eine große Last auf ihre Nichte gelegt habe, ohne selbst sicher zu sein, wer ihr Vater sei. Das bewegte Maria sehr. Auf keinen Fall wollte sie ihrer Nichte schaden. Sie ging deshalb sofort zu ihrem schon neunzigjährigen Vater und bat ihn um Klarheit. Der war sehr erstaunt und sagte: „Aber Kind, ich bin doch dein Vater." Maria bat ihn, es über einen Test klären zu lassen. Er war sofort bereit. Innerhalb einer Woche bekamen sie einen Termin, und innerhalb einer weiteren Woche wussten sie das Ergebnis. Marias Vater war ihr Vater. In einer späteren Aufstellung klärte sich dann für Maria vieles. Ganz andere Dinge aus ihrer Familiengeschichte bekamen Bedeutung, zum Beispiel der frühe Tod der Großmutter väterlicherseits. Es kam aber bei ihrer Informationssuche über die Schicksale in der Familie auch ans Licht, dass höchstwahrscheinlich die älteste Tochter ihrer Großmutter mütterlicherseits ein untergeschobenes Kind war.

Weiß ein Kind nicht um seinen wirklichen Vater, gibt es sich vielleicht ein Leben lang damit zufrieden. Es verzichtet darauf, seinem tiefen Wissen und seiner Sehnsucht nachzugeben, um die Mutter zu schonen, um nicht in die Familie des Vaters einzudringen oder auch aus Angst, was für ein Vater sich da in der Realität zeigen würde. Aber die Gruppenseele ruht nicht, bis der ausgeklammerte Vater in den Blick kommt. So tragen oft Kinder aus der nächsten und übernächsten Generation das Gefühl, nicht dazuzugehören, und die Sehnsucht und die Suche nach dem verborgenen Vater weiter. Wir übersehen häufig, dass die Seele die Schranken der Informationen, der Erinnerung, der Zeit nicht in der Weise kennt, wie unser bewusstes Denken.

Die Mutter, welche die wahre Vaterschaft verheimlicht, schaut in ihrem Wissen oder Zweifel häufig nicht auf das Kind und die Enkel. Meist denkt sie, für das Kind sei es besser, wenn es nicht um das Geheimnis wisse. Es bekomme ja das, was es brauche, durch den anderen Vater. Der Ziehvater, wenn er um das Geheimnis weiß, übernimmt die Vaterschaft vielleicht gerne, fühlt sich womöglich als der bessere Vater für das fremde Kind oder fürchtet, die Wahrheit könnte die Ehe gefährden. Und je länger das Geheimnis oder der Zweifel gewahrt werden, desto schwerer ist es, die Wirklichkeit zu benennen oder zu klären.

So brachte es eine Mutter nicht über ihr Herz, ihrer Tochter zu sagen, dass sie durch Insemination mit dem Samen eines fremden Mannes gezeugt wurde, obwohl die inzwischen erwachsene Tochter einmal gesagt habe, es falle ihr schwer, zu ihrem Vater „Papa" zu sagen. Er sei immer so freundlich zu ihr. Aber für sie sei er ganz fern. Die Mutter scheute sich trotzdem, ihrer Tochter die Wahrheit zu sagen, da sie ihr doch nicht sagen könne, wer der Samenspender sei, und diese Ungewißheit könne sie ihrer Tochter nicht zumuten. Außerdem wünsche ihr Mann nicht, dass sie ihre Tochter aufkläre. Die Ehe sei zwar inzwischen so gut wie getrennt, aber die Tochter solle nichts merken, und auch ihren Mann wolle sie nicht verletzen.

Eine andere Frau wurde fast verrückt über ihre Zweifel und ihre Unklarheit, ob nicht zwei ihrer Kinder einen anderen Vater hätten als ihren Ehemann. Als sie ihm in ihrer Not ihre Zweifel eröffnete, sagte er zu ihr, er würde nur bei ihr bleiben, wenn sie die Kinder ungeschoren lasse und auf eine Klärung verzichte.

Die Seele lässt sich auf die Dauer nicht überlisten und nicht täuschen, auch nicht aus Liebe oder vermeintlicher Liebe. Ein Mann hatte zehn Jahre Psychoanalyse und einige andere Therapien hinter sich. Auch seine Familie war dabei mehrmals aufgestellt worden. Immer war es ihm danach eine Weile gut gegangen, doch dann kamen wieder seine schweren Depressionen. Zwar war seine verstorbene Mutter häufig in der Psychiatrie gewesen, und auch andere schwere Schicksale in der Familie hatten ihre Wirkung gezeigt. Doch alle Winkel seiner Familiengeschichte schienen durchleuchtet, all die Belastungen der Schicksale in der Familie schienen geklärt und losgelassen. Eines Tages aber saß er in einer Beratungsstunde wie in Trance und sagte: „Eines ist seltsam, in der Familie meiner Mutter sind alle klein und dunkel. In der Familie meines Vaters sind alle klein und dunkel. Nur ich bin groß und blond." Als dieser Satz von dem Mann ausgesprochen war, erfüllte diesen Moment eine tiefe Kraft. Der Mann erwachte langsam wie aus einem bedrückenden Traum. Sowohl für ihn wie für den Therapeuten wirkte dieser Satz wie ein Blitz, der ein tief verborgenes Geheimnis um seinen wahren Vater beleuchtete. Nachfragen konnte der Mann bei niemandem mehr. Er beendete die Therapie und sagte beim Gehen: „Jetzt fühle ich mich aufrecht!"

Verlorenes Glück

Menschen, die auf Grund ihrer Lebenslage Rat suchen, betonen immer wieder, wie sehr sie eine Lösung für ihr Problem suchen. In Wirklichkeit meiden sie aber eine Lösung. In einem ernsthaften Problem und einem schweren persönlichen Schicksal fühlen wir uns nämlich denen nahe, zu denen wir gehören. In dieser Nähe fühlen wir uns unschuldig, treu und selig wie ein Kind. Wir fühlen uns zugehörig und verbunden. Zudem erweckt das Unglück in uns ein Gefühl, als wären wir auf eigentümliche Weise frei. Denn wenn wir unser Glück weggeben, fühlen wir uns dem Leben nicht mehr verpflichtet und glauben, wir hätten gegenüber dem Schicksal einen Anspruch.

In einer Lösung dagegen müssen wir Abstand nehmen von unserem Wunsch, denen ganz nahe zu sein, zu denen wir gehören, ihnen in ihr Schicksal nachzufolgen oder gar ihnen ihr Schicksal abzunehmen. Deswegen fühlen sich Lösungen häufig an wie Schuld, Treuebruch oder Verrat. Wir glauben die Zugehörigkeit zu verlieren, wenn wir angesichts des Unglücks derer, die wir lieben, unser eigenes Glück annehmen. Zudem wissen wir, dass uns das eigene Wohlergehen die Freiheit nimmt. Denn was wir nehmen, verpflichtet uns, damit zu „wuchern" und etwas Gutes daraus zu machen. Der Weg des Glücks führt uns auf neues, unbekanntes Terrain, das Unglück aber kennen wir. In ihm fühlen wir uns sicher, auch wenn wir leiden.

Glück verbinden wir häufig mit der Vorstellung von Besitz an Gütern und Personen. Geht Besitz verloren, oder verlieren Kinder die Eltern, geraten Familien oft in große Not. Zwar können die unmittelbar Betroffenen sich meist aus dieser Not mit großer Anstrengung befreien. Die Nachkommen aber schauen häufig nur auf den Preis, den die unmittelbar Betroffenen in ihrem Kampf gegen die Not bezahlt haben. Es ist dann wie in einer der Geschichten von Bert Hellinger. Eine Frau bekommt von ihrem Mann zu Weihnachten eine wunderschöne, wertvolle Kette geschenkt. Sie bittet den Mann, ihr doch zu sagen, was dieses Schmuckstück gekostet hat. Er weigert sich natürlich, ihr den Preis zu nennen. Es sei ja ein Geschenk. Die Frau aber lässt mit ihrer Bitte solange nicht locker, bis ihr Mann das Geschäft nennt, in dem er die Kette gekauft hat. Dort geht die Frau dann hin, zeigt dem Verkäufer die Kette und bittet ihn, ihr den Preis zu sagen. Sie erfährt ihn, zückt ihre Geldbörse und bezahlt die Kette nochmals.

Diese Dynamik kommt besonders in zwei Märchen zum Ausdruck in *Die Sterntaler* und in *Hans im Glück*, mit den verwandten Familienthemen: „alles verlieren“ und „hergegebenes Glück“.

Die Sterntaler ist die Geschichte von einem kleinen Mädchen, dem Vater und Mutter gestorben waren und das darauf so arm war, dass es kein Zuhause mehr hatte. Von der ganzen Welt verlassen, geht es im Vertrauen auf den lieben Gott hinaus ins Feld. Obwohl es selbst so arm ist, verschenkt es anderen in Not sein letztes Stück Brot, die Mütze, das Leibchen, das Röckchen und sogar noch sein Hemdlein. So steht es nackt in der Dunkelheit und hat gar nichts mehr. Doch sein Vertrauen wird belohnt. Plötzlich hat es ein neues Hemdchen an von feinem Linnen, und vom Himmel fallen lauter harte, blanke Taler. Von nun an ist es reich für sein Lebtag.

Doch das Leben geht für gewöhnlich anders aus als die Märchen. *Die Sterntaler* wird meist von Frauen genannt, die eine auffallend große Bereitschaft zum Geben und Hergeben haben. Im Märchen verliert das Mädchen beide Eltern, ist einsam und verlassen, schenkt mit Gottvertrauen alles her und wird belohnt. Im wirklichen Leben strahlen diese Frauen auch so ein Vertrauen und so eine Bereitschaft zum Hergeben aus – nur die Goldtaler fallen nicht vom Himmel. Dass die herabregnenden Sterne des Glücks eines Tages alle Not auslöschen, bleibt eine Illusion. Doch kaum eine Enttäuschung vermag diese aufzulösen.

Der Lebensweg Veras ist beispielhaft dafür. Sie war mit ihrem Bruder und ihren Eltern in emotional guten, doch materiell bescheidenen Verhältnissen aufgewachsen. Weil die finanzielle Lage die Ausbildung von zwei Kindern nicht erlaubt hatte, verzichtete sie zu Gunsten ihres Bruders auf ein Studium und begnügte sich mit dem Beruf der medizinisch-technischen Assistentin. Mit dreiundzwanzig Jahren heiratete sie einen Medizinstudenten, der sie ermutigte, sich den Traumberuf der Ärztin doch noch zu ermöglichen. Hocherfreut über diesen Zuspruch schrieb sie sich auf der Universität ein und lernte unermüdlich. Um zum Lebensunterhalt beizutragen, arbeitete sie oft nachts als Kellnerin, während sich der finanzielle Beitrag ihres Mannes laufend verringerte. Doch Vera arbeitete und studierte umso unermüdlicher. Vor ihrem Mann absolvierte sie die letzten Prüfungen. Um ihn nicht zu kränken, verschob sie ihre Promotion. Nur auf sein Drängen hin, damit die finanzielle Situation sich bessern würde, nahm sie schließlich ihren Titel entgegen und arbeitete als Ärztin mit vielen Nachtschichten. Das Studium ihres Mannes aber zog sich hin, und eines Tages entdeckte sie, dass er sich häufig während ihrer Nachtschicht mit einer Freundin vergnügte. Todunglücklich zog sie dann aus der Wohnung aus und trennte sich ohne irgendeine Auseinandersetzung.

Ihre zweite Heirat scheiterte auch. Obwohl dieser Mann vermögend und bei der Scheidung schuldig gesprochen worden war, verzichtete sie auf jeden Unterhalt.

Vera war innerlich völlig auf Verlust eingestellt. Sie war es aus inniger Verbundenheit heraus. Ihre Großmutter mütterlicherseits, eine herzensgute Frau und innig von Vera geliebt, war dreijährig zum Waisenkind geworden. Die Eltern der Oma waren bei einem Großbrand ihres Bauernhofes ums Leben gekommen. Die Großmutter war damals ein kleines Kind von drei Jahren und als einzige lebend, aber mit schweren Verbrennungen aus dem brennenden Hof gerettet worden. Nach dreimonatigem Krankenhausaufenthalt kam sie zu ihrer Großmutter, die vier Jahre später auch verstarb, sodass das Kind in ein Waisenhaus kam. Diese Großmutter hatte alles verloren. Es ist, als könne Vera ihr nur innig verbunden bleiben, wenn auch sie – wenngleich ohne Not – alles hergibt. Und es ist, als dürfe sie angesichts des Preises, den die Großmutter bezahlt hat, nichts von anderen annehmen. Alles geben und nichts nehmen – irgendwann kommt dann der große „Lotto-Gewinn".

Auch Männer nennen manchmal *Die Sterntaler* als ihr Lieblingsmärchen. Helmut zum Beispiel, beruflich als selbstständiger Grafiker ohne Erfolg und immer am Rande seiner Existenzsicherung, strahlte verträumt, als er dieses Märchen anführte. Er erzählte dann folgenden familiären Hintergrund: Sein Urgroßvater hatte ein Taxiunternehmen, mit dem er in den dreißiger Jahren in Konkurs ging. Voller Scham darüber brachte er sich um. In der Familienaufstellung zeigten die Mutter von Helmut und die Großmutter kein Gefühl für diesen Mann, nur Helmut zeigte sich sehr berührt und trauerte als einziger um den Urgroßvater. Erst als auch die Urgroßmutter in die

Aufstellung genommen wurde und von ihrer Wut auf ihren Mann und ihren Beschuldigungen abließ – schließlich habe er die Familie nicht nur in den finanziellen Ruin getrieben, sondern sie dann auch noch durch seinen Selbstmord im Stich gelassen –, da konnten Urgroßmutter, Großmutter und Mutter um den Urgroßvater trauern, und Helmut war sehr erleichtert.

Meist geht bei Männern, wenn es schweren Verlust in der Familie gibt, das „Lebensskript" in eine etwas andere Richtung. Sie wird im Märchen *Hans im Glück* dargestellt. Hans hatte fleißig gearbeitet, seinen verdienten Lohn bekommen und wollte heim zu seiner Mutter. Unterwegs begegnet er aber allerlei Leuten. Irgendwie bekommen sie mit, dass Hans das, was er besitzt, in seinem Wert nicht schätzt. So gibt Hans sein Gold für ein munteres Pferd, dieses Pferd für eine Kuh, die Kuh für ein Schwein, das Schwein für eine Gans und die Gans für einen Wetzstein. Immer denkt Hans, er habe einen guten Tausch gemacht, und er habe für etwas, was sich für ihn als eine Last erwiesen hat, etwas Besseres bekommen, das nicht so beschwerlich zu handhaben ist. Am Schluss fällt ihm auch noch der eingetauschte Wetzstein in einen Brunnen. Aber Hans wird nicht traurig. Im Gegenteil, er dankt Gott, dass er ihn von aller Last befreit hat. „So glücklich wie ich", ruft er aus, „gibt es keinen Menschen unter der Sonne." Und frei von aller Last springt er leichten Herzens heim zu seiner Mutter. Was soll nun die Mutter mit diesem Hans anfangen? Hat sie doch selbst kaum etwas zum Beißen. Aber das steht nicht im Märchen. Hans hat alles hergegeben und denkt, er sei frei. Aber welche Freiheit hat schon ein Verlierer? Die „Hans-im-Glück"-Menschen verspielen ihr Glück, und sie merken es häufig erst, wenn es zu spät ist. Sie scheuen Verantwortung, sie wuchern nicht mit dem, was sie haben, sie ertragen keine Last, und sie gehen glücklich lächelnd und voller Freiheitsdrang in ihr Unglück.

Ein Mann namens Stephan hatte seine Familie verlassen, leichtfertig, wie er selber sagte, und bald darauf seinen Job verloren. Er musste seine große Wohnung aufgeben und lebte jetzt von Gelegenheitsjobs. Seine Frau enthielt ihm das Umgangsrecht mit seinen Kindern vor, was ihn zwar traurig stimmte, doch gleich, nachdem er das erzählt hatte, lachte er schon wieder. Auf die Frage hin, wer in seiner Familie denn schon einmal sein Glück verloren habe, wusste er nichts zu sagen. Über Nachfragen bei seiner Mutter, zu der er nur selten Kontakt hatte, erfuhr er die Geschichte von seinem Großvater, dem Vater seiner Mutter. Der hatte vor dem Krieg in Pommern ein großes Hotel gebaut. Als die Russen kamen, wurde dieses Hotel in Brand geschossen. Der Großvater soll vor dem brennenden Haus gestanden und lachend ausgerufen haben: „Ich habe doch gewusst, dass es mir nicht bleibt." Während der Großmutter mit den Kindern noch die Flucht gelang, blieb dieser Großvater zurück, und jede Spur zu ihm hat sich verloren. Mit diesem Großvater war Stephan verbunden, und wie dieser Großvater nahm auch er sein eigenes verlorenes Glück auf die leichte Schulter. Stephan nannte auch eine bezeichnende Erwachsenengeschichte: den Film *Alexis Sorbas*. Auch dieser scheinbare Lebenskünstler lacht, als die Seilbahn, die er gebaut hatte, zusammenkracht, und tanzt am Strand seinen berühmten Tanz.

Ein anderer Mann, Wilfried, kam zwar mit seinem Leben gut zurecht, aber er klagte, dass er, obwohl es ihm gut gehe, kein Glück empfinden könne. Außerdem habe er Zwangsgedanken, als müsse er ein Spielkasino besuchen und sein ganzes Vermögen auf einmal zum Einsatz bringen. Auch bei ihm wurde der Bezug schnell klar. Der Vater seiner Mutter war Russe und hatte in Russland ein großes Gut in seinem Besitz. Andere große Ländereien hatte er verpachtet. Gleichzeitig sei er im Widerstand gegen die rote Armee gewesen. Eines Tages habe er unter Umständen, die keiner weiß, auf einen Schlag den ganzen Besitz verloren. Die Familie brachte ihn zwar dazu, mit in den Westen zu fliehen. Doch der Großvater war gebrochen und bald geistig völlig verwirrt.

Auf einem Baum ein Kuckuck saß

Eine ganze Reihe von Märchen, Kindergeschichten und Kinderliedern verweist auf Unglücksfälle und schlimme Todesfälle in der Familie. Schlimmes Schicksal macht den Angehörigen Angst und wird manchmal wie eine Schmach oder auch Schuld empfunden, weil man nicht geholfen hat. Oder es löst ein Gefühl der Schuld aus, das sich aus der Ohnmacht nährt, dass man nicht helfen konnte. Ohnmacht ist sehr schwer zu ertragen. Es ist leichter, sich schuldig zu fühlen oder andere für schuldig zu halten. Das suggeriert, man selbst oder ein anderer hätte das schlimme Schicksal verhindern können. Dem Schicksal unterworfen zu sein, ist für uns sehr schwer erträglich.

Man sorgt sich auch, dass schlimmes Schicksal die Nachkommen in seinen Bann zieht, wenn sie es wüssten, und bewirkt dann mit dem Verschweigen genau das, was man zu vermeiden versuchte. Und wenn man schlimme Schicksale erzählt, tut man es manchmal auf eine Weise, als habe der Verunglückte oder Verstorbene sich sein Unglück selbst zuzuschreiben und als sei ihm recht geschehen, so wie er sich verhalten habe. „Hätte er nicht gegen die Nazis gekämpft, wäre er nicht ins KZ gekommen", so hörte zum Beispiel ein Mann seinen Vater ganz kalt über dessen Bruder reden, als er nach seinem Onkel gefragt hatte, über den er nichts wusste. Dieser Onkel war der garstige junge Mann in der Familie, wie er sich in der Geschichte vom *Struwwelpeter* für den Mann in seiner Kindheit auf verborgene Weise offenbarte und auch ihn als Kind zum „garstigen" Jungen in den Augen seiner Eltern werden ließ.

Ein anderer junger Mann bekundete in einer Gruppe seine Not mit seinen häufigen Depressionen. Er hatte seine Arbeit aufgegeben und deshalb Mühe, für seinen Lebensunterhalt zu sorgen. Er nannte sich selbst einen Frauenhelden, und hinter seiner Leichtlebigkeit und seinem Drang, Witze zu reißen, wurden sehr schnell seine Selbstmordgefährdung und etwas Irres sichtbar. In der Aufstellung seiner Familie fühlten sich die Stellvertreter sehr bedrückt, und gleichzeitig lag eine aggressive Spannung in der Luft. Der Stellvertreter des jungen Mannes hatte eine sehr beherrschende Position und war ganz auf seine Mutter bezogen. Die ganze Aufstellung wirkte, als gäbe es keine Liebe im System.

Die erfragten Informationen ließen keinen Ansatz für eine Lösung erkennen. Der Therapeut hatte den jungen Mann schon vorher nach einer Lieblingsgeschichte in seiner Kindheit gefragt, aber da war dem keine eingefallen. In der Aufstellung fragte der Therapeut nochmals. Da sagte der junge Mann: „Ich habe so ein Lied im Ohr." Und er begann leise die Liedzeile zu singen: *„Auf einem Baum ein Kuckuck saß …"* (Die kurzen Strophen des Liedes heißen: „Auf einem Baum ein Kuckuck saß, sim-sa-la-dim …; da kam ein junger Jägersmann, sim-sa-la-dim …; der schoss den armen Kuckuck tot, sim-sa-la-dim …; und als ein Jahr vergangen war, sim-sa-la-dim …; da war der Kuckuck wieder da, sim-sa-la-dim …) Nach einer Weile gespannter Stille fragte der Therapeut: „Wer hat denn seine Eier in fremde Nester gelegt und wurde dafür erschossen?“ Da erwiderte der junge Mann: „Mein Urgroßvater!“

Dieser Urgroßvater sei ein Frauenheld und Heiratsschwindler gewesen, der vielen Frauen ein Kind gemacht haben soll. Als die Urgroßmutter es nicht mehr ausgehalten habe, sei sie zur Polizei gegangen und habe ihren Mann angezeigt. Darauf sei der Urgroßvater ins KZ gebracht und dort umgebracht worden. Der junge Mann wollte in der Aufstellung von diesem Urgroßvater nichts wissen. Er verachtete und hasste ihn. Auch seine Urgroßmutter, Großmutter und Mutter hätten diesen Verbrecher immer gehasst. Er habe nur Unglück gebracht. Aber der Hass des jungen Mannes auf seinen Urgroßvater verhinderte nicht, dass er dabei war, einen ähnlichen Lebenswandel zu führen und sich vielleicht durch eine Straftat – er hatte sich von einigen Frauen Geld geliehen -, eine Psychose oder einen Selbstmord dem Urgroßvater gleichzumachen.

In der Aufstellung fühlte der junge Mann zunächst, als würde er zwischen der Abneigung gegen den Urgroßvater und dem Wunsch, sich zu ihm zu legen, zerrissen, nachdem der Stellvertreter des Urgroßvaters vor die Familie auf den Boden gelegt worden war. Nach einer Weile aber kamen ihm lautlos die Tränen. Und es schien, als würde zum ersten Mal in der Familie nicht nur auf das schlimme Verhalten des Urgroßvaters geschaut, sondern auch auf das schlimme Ende, das es für ihn genommen hat; und als würden zum ersten Mal in der Familie nicht nur die Taten des Urgroßvaters betrachtet, sondern auch die verhängnisvolle Tat der Urgroßmutter. Man kann sich gut vorstellen, wie es den jungen Mann verrückt gemacht haben muß, in so einem Familiengeschehen mitzufühlen, sich sowohl dem ins KZ gebrachten Urgroßvater als auch den Frauen, die unter ihm gelitten haben, verbunden zu fühlen. In so einer seelischen Dynamik wird verständlich und nachvollziehbar, was zu einer Psychose oder einem Selbstmord führen kann.

Ein anderes Beispiel: Ein Mann kam zu einem Einzelgespräch wegen anhaltender Streitereien mit seiner Frau. Im Gespräch wurde deutlich, dass er sehr wütend auf sie war, so als müsste er sich dauernd an ihr für irgendetwas rächen. In der Ehegeschichte selbst fand sich aber kein Ungleichgewicht in der Beziehung, das nach Ausgleich gedrängt hätte. Auch die zunächst gegebenen Informationen aus seiner Herkunftsfamilie und der Herkunftsfamilie seiner Frau ergaben für sein Verhalten keinen Sinn. Auf die Frage nach Geschichten, die ihm im Verlauf seines Lebens besonders haften geblieben waren, nannte er nach längerem Zögern für die Kindheit *Paulinchen* aus dem Struwwelpeterbuch und den Film *Im Namen der Rose*, den er sich zweimal angeschaut habe.

Auf die Frage des Therapeuten, wer aus seiner Familie denn im Feuer umgekommen sei, antwortete er: „Meine Großtante." Diese war an den Rollstuhl gefesselt und lebte während des Krieges mit ihrer Schwester, der Großmutter des Mannes, und der Nichte, der Mutter des Mannes, zusammen in einem größeren Mietshaus. Bei einem Bombenalarm flohen Großmutter und Mutter in den Luftschutzkeller eines Nachbarhauses und ließen die Großtante, die so schwer zu transportieren war, in der Wohnung zurück. Das Haus wurde von einer Bombe in Brand gesetzt, und die Großtante kam in den Flammen um.

Der Mann wußte nichts Genaueres. In seiner Seele wirkte das Geschehen aber offenbar so, als bräuchte es einen Ausgleich für die im Stich gelassene Großtante, als müsste Großmutter und Mutter für ihre unterlassene Hilfeleistung – wir wissen nicht, wie verantwortlich sie dafür wirklich waren – eine Strafe widerfahren. Jedenfalls war der Mann sehr berührt, als er im inneren Bild auf die Großtante und ihr Schicksal schaute und sich vor der Großmutter und seiner Mutter verneigte. Sein Verhalten seiner Frau gegenüber als einen verschobenen Ausgleich in seiner Seele zu sehen, machte ihm sofort Sinn, und er wirkte sehr erleichtert.

So geben die literarischen Geschichten häufig durch ihre Grundfakten wie in einem Blitzlicht ein Geschehen in der Wirklichkeit der Familien preis, ohne dass man näher auf die Einzelheiten der Geschichten eingehen muss. Zum Beispiel verwies in einem Fall die Geschichte *Der Zappel-Philipp* auf einen Großonkel, der im Dritten Reich als epileptischer Jugendlicher in ein Heim gebracht und dort umgekommen war. In einem anderen Fall kam über den *Suppen-Kaspar* das Schicksal eines älteren Bruders in den Blick, der auf der Flucht als Kleinkind verhungert war. Eine Frau kam über *Die Geschichte vom Hans Guck-in-die-Luft* in Berührung mit dem Schicksal eines Großvaters, der mit seinem Traktor in einen Graben gekippt und dabei umgekommen war, als die Mutter der Frau gerade ein halbes Jahr alt war. Ein Mann wurde über *Der fliegende Robert* auf die große Liebe seiner Mutter aufmerksam, der als Pilot im Krieg abgestürzt war. *Die Bremer Stadtmusikanten* geben einen Hinweis auf „Todgeweihte“ in der Familie. In einem Fall bezog sich dieses Märchen auf Großeltern und einen Urgroßvater, die am Ende des Krieges nicht mit in den Westen fliehen konnten und verhungerten. In einem anderen Fall gab es das schlechte Gewissen einer Familie gegenüber den Großeltern wieder, die in ein Altersheim abgeschoben worden waren, ohne dass man sich noch um sie kümmerte. Über die Geschichte *Der Geist in der Flasche* zeigte sich die Verbundenheit einer Frau mit ihrem Vater, der sich in Südtirol trotz aller Warnungen journalistisch gegen die Nazis engagiert hatte und ins KZ gekommen war. Er hatte überlebt, einige seiner Mitstreiter aber nicht. Sein ganzes späteres Leben lang machte er sich Vorwürfe, dass er mit dem Leben davongekommen war. An seinem Heldenmut und daran, dass er glaubte, den Geist aus der Flasche bezwingen zu können, zweifelte er nie. Aber er war ein gebrochener Mann.

Wir neigen dazu, vor dem Schrecklichen die Augen zu verschließen. Nicht nur das schreckliche Schicksal der Angehörigen belastet uns, sondern dass dabei auch das Schreckliche der Wirklichkeit oder des „Seins“ selbst uns berührt und uns unübersehbar nahe kommt. Die Angst vor der schrecklichen Seite der Wirklichkeit oder auch die Empörung gegen sie verhindert aber die Trauer um die betroffenen Angehörigen und unsere Zustimmung zur Wirklichkeit, wie sie ist. Und sie zieht später Geborene in ihren Bann und zwingt sie zu einem Fühlen und Verhalten, das auf meist völlig verschobene und so scheinbar unerklärliche Weise auf etwas Ungelöstes, Unversöhntes, nicht Betrauertes und somit nicht Beendetes verweist.

Es ist dann das Wissen um das ursprüngliche Geschehen, das nachträgliche Hinschauen und Zustimmen und Trauern, das den Bann lösen und das Vergangene in Liebe und Frieden ruhen lassen kann. Die vom Schrecklichen der Wirklichkeit Betroffenen selbst wollen für gewöhnlich nicht, dass ihre Nachkommen leiden und ihr Schicksal auf schlimme Weise ausgleichen. Für gewöhnlich schauen sie in der Seele der Lebenden freundlich auf die Nachkommen, wenn sie geachtet und mit ihrem Schicksal, ihrer Liebe oder auch ihrer Schuld gewürdigt sind. Je länger das schreckliche, todbringende Ereignis zurückliegt, desto größer erscheint in der Seele die Sehnsucht der Toten, dass sie unter sich und in Frieden bleiben können. „Laßt den Toten ihre Toten“, heißt es einmal in der Bibel.

Schlussbemerkung

Man könnte vielleicht meinen, die beraterische oder therapeutische Arbeit mit der Schicksalsbindung ist eine schwere und bedrückende Arbeit. Manchmal stimmt das auch. Schweres Schicksal wirkt dann für den Betroffenen, die Stellvertreter in einer Aufstellung, die zuschauenden Kursteilnehmer und den Therapeuten wie eine Last. Aber das kommt eher selten vor, und meist nur dann, wenn das Wirkende und das Lösende sich nicht klar zeigen und keine Zustimmung zur Wirklichkeit, wie sie ist, erfolgt. Denn angeschaute, gefühlte und anerkannte Wirklichkeit wird tief und leicht erlebt.

Es ist ein Kennzeichen dessen, was wir eine Lösung nennen, dass sie leicht ist. Echte Trauer hat etwas Tiefes und Befreiendes, und auch die Zustimmung zu einer schweren Krankheit oder dem Tod, wenn sie unausweichlich sind, erleichtert. Gelingt es, dass eine Verstrickung sich löst, dass eine blinde Liebe zur sehenden Liebe wird und dass jemand mit der Kraft, die ihm zur Verfügung steht, die Verantwortung für sein Leben übernimmt, so zeigt sich uns das Leben als Ruhe, Stärke und etwas Gutes. Wir spüren Freude und Befriedigung. „Die Mitte fühlt sich leicht an", so hat Bert Hellinger eines seiner Bücher genannt.

Wir können nicht anders, als unser Leben wie eine Geschichte zu leben, mit allem, was zu einer Geschichte gehört. Geschichten haben aber eine Tendenz: Sie glätten die Unebenheiten, füllen die Lücken und unterwerfen das Leben der Logik des Erzählens. Je schlüssiger sie sind, desto mehr halten sie uns gefangen und pressen unser Leben in ihr Schema. Wenn wir in der Therapie und Beratung mit Geschichten zur Schicksalsbindung arbeiten, müssen wir die Geschichten letztlich wieder loslassen und darauf verzichten, uns und anderen unser Leben als eine Geschichte zu erzählen: Damit nicht die Geschichten unser Leben umfassen, sondern unser Leben auch dem gegenüber unverfügbar bleibt, wie wir es beschreiben und deuten.

Verzeichnis der erwähnten Märchen und anderen Geschichten

Alexis Sorbas . . . 133
Allerleirauh . . . 33, 62, 99–101
Aschenputtel . . . 62, 78–81
Auf einem Baum ein Kuckuck saß . . . 133 f.
Auf Messers Schneide . . . 47
Brüderchen und Schwesterchen . . . 106–108
Das Dschungelbuch . . . 117
Das Glasperlenspiel . . . 15
Das häßliche kleine Entlein . . . 47, 117, 120–129
Das tapfere Schneiderlein . . . 63, 111–113
Däumelinchen . . . 119
Der Fischer und seine Frau . . . 73
Der fliegende Robert (Struwwelpeterbuch) . . . 136
Der Froschkönig oder Der eiserne Heinrich . . . 73–77
Der Geist in der Flasche . . . 137
Der gestiefelte Kater . . . 78, 111, 113
Der Suppen-Kaspar (Struwwelpeterbuch) . . . 136
Der Teufel mit den drei goldenen Haaren . . . 117
Der Wolf und die sieben jungen Geißlein . . . 52, 62, 101–104
Der Zappel-Philipp (Struwwelpeterbuch) . . . 136
Der Zinnsoldat . . . 47
Die Bremer Stadtmusikanten . . . 33, 137
Die Dornenvögel . . . 44
Die Gänsemagd . . . 32, 57 f., 80
Die kleine Seejungfrau . . . 86–91
Die sechs Schwäne . . . 116
Die sieben Raben . . . 116
Die Sterntaler . . . 32, 130–132

Dornröschen. 27, 32, 55, 61–63, 67, 80, 83–86
Dr. Schiwago 44
Es geschah am hellichten Tag 110
Frau Holle. 117–119
Guten Abend, gut' Nacht. 120
Hans Bohnenstange 52, 66
Hans Guck-in-die Luft (Struwwelpeterbuch). 136
Hans im Glück. 32, 53 f., 71, 130, 132 f.
Hänsel und Gretel. 51, 65, 72, 117
Homo faber 126
Hoppe, hoppe Reiter. 43
Im Namen der Rose 136
Jim Knopf 43, 117
Jorinde und Joringel 80
König Drosselbart 73, 105, 106
Lassie. 43
Märchen von einem, der auszog,
das Fürchten zu lernen. 63, 73, 111, 113 f.
Max und Moritz . . . . 15 f., 43, 71
Momo 48
Narziß und Goldmund. 47
Odysseus 114
Paulinchen (Struwwelpeterbuch). 136
Pippi Langstrumpf 71
Pumuckl 43
Rapunzel. 32, 54–57, 62, 94–96, 117
Räuber Hotzenplotz 43
Rotkäppchen 33, 48, 73, 108–111
Rumpelstilzchen . . . . 37 f., 40, 55, 117
Schneeweißchen und Rosenrot . . . . 49 f., 80, 91, 92–94
Schneewittchen 64, 96–98
Siddharta 47, 54
Simeliberg. 55
Struwwelpeter 43, 134, 136
Tischlein deck dich, Goldesel und
Knüppel aus dem Sack. 73, 115
Vom Winde verweht. 44
Weißt du, wieviel Sternlein stehen? 55, 120
Yentl. 58

Über die Autoren

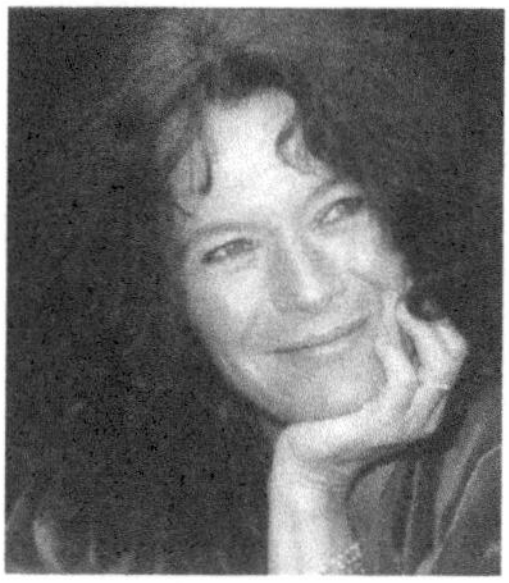

Brigitte Gross, Dr. phil., Studium der Psychologie und Pädagogik. Psychotherapeutin in freier Praxis. Mitbegründerin des österreichischen Trainingszentrum für NLP. Arbeitet seit über 20 Jahren mit der Aufstellungsmethode Bert Hellingers und NLP im therapeutischen sowie im Management-/ Wirtschaftsbereich.

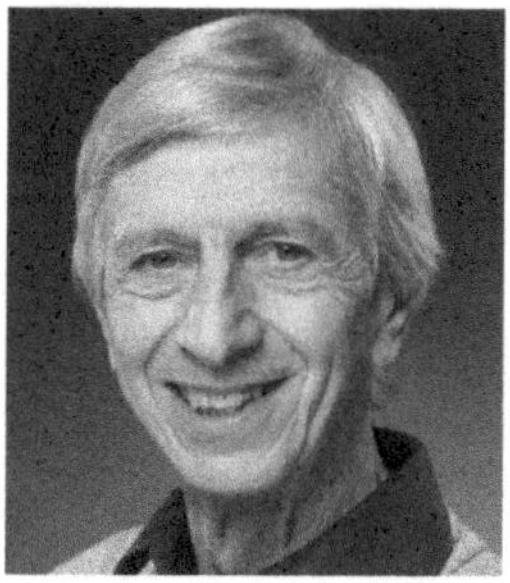

© Florian Simeth

Jakob Robert Schneider, Studium der Philosophie, Theologie, Leibeserziehung und Pädagogik; führt psychologische Beratung und Gruppentherapie in eigener Praxis sowie Seminare mit Familien-Aufstellungen im In- und Ausland durch; Mitarbeit in der Deutschen Gesellschaft für Systemaufstellungen (DGfS) und der Zeitschrift „Praxis der Systemaufstellung".

Publikationen u. a.: *Das Familienstellen. Grundlagen und Vorgehensweisen* (3. Aufl. 2014), *Herkunft, Schicksal und Freiheit – Das Gruppenunbewusste in Familiensystemen und Familienaufstellungen* (2016).